RECONCILIATION BETWEEN NARRATIVE
AND EVIDENCE IN MEDICINE – Beyond the Dichotomy
Revised Edition

改訂版

医療における
ナラティブと
エビデンス

対立から調和へ

斎藤清二　著
Saito Seiji

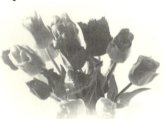

遠見書房

はじめに

「そんな装備で大丈夫か？」
「大丈夫だ。問題ない」

（「エルシャダイ」のPR動画より）

　医療という現場は，何が起こるか分からず，個々の状況や個人の未来は完全には予測できない。なぜそのようなことが起こったのかということについての説明は，多くの場合，因果論的に複雑すぎるために困難であり，それでいて生命にかかわる重大な事態がしばしば生じるような，そんな現場である。ひとたび医療者となったものは，苦しむ他者が援助を求めて来た時には，自分の都合よりも苦しむ人への応答を最優先するという重大な義務を負う。ここでいう「医療者」とは，医師のみを指すのではなく，看護師，薬剤師，臨床検査技師，理学療法士，作業療法士などのいわゆるコメディカルスタッフを含むものであり，さらに臨床心理士，社会福祉士，精神保健福祉士，介護福祉士などの，幅広い対人援助領域における専門職を含むものである。医療者は，本来は不確定である状況に対して可能な限り適切な説明を行い，予後予測を告げ，適切な対応を選択し，個別の関係の中で最もよいと思われることを実行し，起こった結果に対して責任をとらなければならない。医療者とは，しばしば通常の人間には不可能とさえ感じられるような，大きな責任を背負うことを自覚している者である。言葉を変えると，医療とは，不確定性，複雑性，偶有性という容赦ない不条理が渦巻く，残酷で，生き延びる

はじめに

ことが奇跡とさえ思われる世界なのである。

医療者を目指す者の多くは，自分がこれから漕ぎだして行こうとするその世界が，そんなにも厳しい世界であることに幸か不幸か気づいていない。数十年前にとりあえず医療者となった筆者の場合も全く同様だった。当然のことながら，いつかは「この厳しい世界で，苦しむ他者のために役に立ちたいという高邁な理想を実現していくためには，自分は決定的に能力不足である」という現実に向き合うことになる。多くの場合，医療者となって数年，時には数十年経ち，基本的な日常的作業がある程度できるようになったころに，このような事態に初めて気づく。極端な場合には，そこで医療者としての道を放棄してしまう人もでてくる。

筆者の体験からも言えることであるが，このような過酷な世界で生き延びていくために，多くの医療者は明らかに「装備」が足りない。生身の人間それ自体は弱いものであるし，患者やクライエントなど苦しむ人の役に立ちたいという，素朴で善意に満ちた欲求だけで生き延びていけるほど，この世界は甘いものではない。生身の能力が足りなければ，何かを装備（equip）しなければならない。装備が十分であれば，強い敵にも殺されずにすむ。時にはラスボス（最後の強敵）を倒すことさえできる。しかし，装備というものは装着するにも使いこなすにもコツがいる。一般にこの「装備を適切に生かすコツ」のことを「スキル（技能）」と呼び，そのスキルを実践するために必要な潜在的な力を「コンピテンス（能力）」と呼ぶ。そして，コンピテンスに基づいてスキルが実践された時，具体的に手に入る成果がアウトカム（効果）である。

以前筆者は，「医療者に要求される『臨床能力』には，大きく分けて３種類ある。一つは『生物医学的能力＝Biomedical

Competence』，もう一つは『心理社会的能力＝Psycho-Social Competence』，そして最後の一つは『人間性に関する能力＝Humanistic Competence』。そしてこれらの３種類の能力は，それぞれ，知識（knowledge），技能（skill），態度（attitude）の３つの側面をもつ」とまとめたことがある[1]。もちろん，このような分類は恣意的なものである。しかしこの時点で筆者が言いたかったことは，医療者として生き延びるための「装備」としては，「生物医学」に関する能力だけでは不十分だということなのである。

　さて，装備というものは，意識的につけたりはずしたりできるものである。それを使うためのスキルには，当然ながらその装備がどのように作られていて，どのような構造と機能をもっているかについての知識を身につけていることが前提となる。しかし，装備を使いこなすためには知識だけでは不十分であり，実際に装備を装着してみて，使ってみながら，経験的に「身体で」覚えて行くという訓練が不可欠である。そのような訓練を通じて，装備を使いこなすスキルは「身についた」ものになる。そうなればもはや装備を使うためのマニュアルに頼る必要はなくなり，「いちいち考える」ことさえほとんど必要がなくなるだろう。さらには，自分が装備をしているということさえ，もしかすると忘れてしまうかもしれない。

　前置きが長くなったが，筆者が本書で述べたいことは，「エビデンス」と「ナラティブ」と呼ばれる，広い意味での医療現場で用いられる，有効な「装備」についての筆者なりの解説である。今から振り返ってみると，筆者が最初に意識した自分に欠けている装備は，「患者と対話する能力」であった。筆者は医療面接法の開発と教育に力を入れることで，この装備

を自分が身につけるとともに，それを一般化しようとした[1]。この装備を現時点で呼び変えると米国のシャロン教授が提唱した「ナラティブ（物語）能力＝ narrative competence」という言葉を用いるのが一番適切であると思われる[2]。

　後から分かったことであるが，筆者が「ナラティブ能力」という新しい装備を身につけようと試行錯誤していたころ，世界的な医学・医療の現場においては，それとは少し異なる切り口の新しい大きな潮流が渦巻いていた。それは，EBM（Evidence Based Medicine ＝科学的根拠に基づく医療）と呼ばれるものであった。筆者は医療者となってかなりの時間がたってからこのムーブメントに触れることになったので，「EBM に必要な能力」を装備するためには，知識の修得，実際の訓練といった点で，多大な努力を要することになった。EBM を実践するために必要なスキルは実は複雑なものであるが，その中核に位置するものをここでは「エビデンス能力」と呼ぼうと思う。私はあくまでも「エビデンス能力」という装備を後から装着したに過ぎず，それは未だに不完全である。

　後から EBM を学んだ私にとって，最初に目についたのは，本邦における EBM をめぐる混乱であった。それはまるで伝説のバベルの塔において，突然一人一人の語る言語が全く違ったものになってしまったかのようだった。いろいろな医療者や専門家が語る EBM やエビデンスという言葉が全く異なる意味をもっているかのように感じられ，筆者の頭は混乱した。

　そのころ筆者は，偶然 NBM（Narrative Based Medicine ＝物語と対話に基づく医療）という全く新しい医療の概念に触れることになった[3]。NBM の概念は甚だしく多様性に富んでおり，それを分かりやすい言葉で単純に表現することは難し

い。しかし幸いなことに，医療者のスキルや能力という観点
から言えば，NBM を実践するための能力とは，患者と良質な
対話ができる能力であるということをすぐに理解することが
できた。その能力とは先にナラティブ能力と呼んだ能力その
ものである。

　NBM の提唱者であるグリーンハル教授は，すでに *How to
Read a Paper* という，英国で最も親しまれている EBM の教
科書を著している EBM の専門家でもあった[4]。幸いなことに
筆者は，NBM とナラティブ能力についての自分なりの理解を
深めると同時に，EBM を NBM と対比させながら理解してい
くということが徐々にできるようになった。これは通常の医
療者がたどる道とは時間的には逆の方向であった。

　さてここで，再び医療という情け容赦のない荒海に漕ぎだ
し，そこで沈没することなしに航海を続けるために必要な 2
つの装備としての，「エビデンス能力」と「ナラティブ能力」
についての，私の理解を整理しておきたい。「エビデンス能
力」とは，「医療において適切な臨床判断を行うために必要な
能力」であって，別の言い方をすれば，「臨床判断のプロセス
において，その判断の基準を与えてくれる参照枠となる外部
情報（その多くは臨床疫学的情報である）を適切に利用する
ための能力」のことである。エビデンス能力は EBM という
医療実践を適切に行うために必須の能力である。

　「ナラティブ能力」とは，「医療において患者と適切な対話
を行う能力」であるが，物語という観点からもう少し詳しく
言うと「患者の病いの物語を聴取し，理解し，解釈すること」
ができ，「患者の病いの語りについての医療者の物語や，医
療者自身の物語を適切に表現すること」ができ，それを通じ
て，「医療者と患者の適切な関係性（＝癒しの関係）に参入す

ることができる」能力である[2]。ナラティブ能力の，医療における典型的な実現の例が，NBM の実践である。

　しかし，実際の医療現場において，２つの装備は連携して用いられる。ちょうど最強の盾と最強の槍を両方とも身に付けた戦士が，決して「矛盾」に落ち込んでしまうとは限らないように，この２つの能力は一人の医療者において互いに相補い，協力しあって，有効で意味深い患者中心の医療実践に貢献する。言葉を変えれば，最強の攻撃呪文と最良の回復呪文を両方とも唱える賢者のような役割を，医療者は担うことができるようになる。それが実現した時，そこで行われる医療はナラティブ・スキルとエビデンス・スキルの双方が矛盾することなく存分に発揮される医療となるだろう。

　これらの「対話を通じて患者と適切な関係を結び」，「その関係の中で適切に臨床判断を行いつつ行動する」能力こそ，医療者が患者とともに，この非条理で情け容赦のない「医療」という荒海を航海するために必要な２つの「装備」なのである。そして，この２つの能力が現場で行動に移される時，それは訓練によって身についたスキルとして目に見えるものとなるのである。

　筆者をはじめとする，このような２つの装備を身につけないまま航海にこぎ出した世代の医療者は，これらの装備を自分自身の実践の中で意識的に努力して身につける必要があった。そのためにはこれらの装備がどのように構成されており，どのような機能を持っているかの知識と，どのようにしてこれらの装備を装着して使いこなすかについて探索し，学ぶという作業が必要であった。しかし，これらの装備を医療現場に船出する前（卒前教育の段階で）にすでに身につけておけば，おそらく医療という海で，自分自身が溺れたり事故に会

ったりする可能性を最小にしつつ，患者のために役に立つ航海に同行することがより容易になると思われる。現実に，ここ10年くらいの間に新しく医療現場に参入した若い医療者たちの多くは，例えば患者に初めて会った時に，速やかに良好な関係を形成するスキルをほとんど意識することなく実行できる。また，診療のプロセスにおいて，適切な臨床疑問を作成し，必要なツールを用いて文献や二次資料を検索し，それを臨床判断に役立てることも当たり前のように実行できる。少なくとも彼らは，旧世代の専門家達が，ただ専門家だからという理由だけでコメントやアドバイスを述べたからといって，自分で調べたエビデンスに照らし合わせてからでなければ，盲目的に従うことはしない。患者の語りに耳を傾け，理解することをしないまま，一方的に臨床判断を行うというようなこともしない。特別のことを学んだという意識なしに，これらの2つの装備を使いこなすことができるということは素晴らしいことである。

　しかし，現状ではまだまだ，この2つの装備についての説明書が必要であり，本書はそのような，いまだに十分な装備を身につけていないために苦闘している，広い意味での医療者，および対人援助領域の実践者のために，またこれらの装備の身につけ方を実際の航海に船出する前に学んでおきたい学生のために書かれたものである。このささやかな書籍の内容が少しでもそれに役にたてば望外の幸せである。

　2012年1月1日

　　　　　　　　　　　　　　　　　斎藤清二

改訂版への序

本書『医療におけるナラティブとエビデンス――対立から調和へ』の初版が 2012 年に発売されてから 4 年が経ち，幸いなことにこのたび改訂版を世に出すことになった。本書に示されているアイデアの大部分は，2006 年ころの本邦におけるEBM と NBM への一般的理解の状況を前提としている。それから 10 年を経て，本邦におけるエビデンス，ナラティブ，あるいは EBM と NBM ということばの用いられ方，概念についての一般的な理解の状況も，少しずつではあるが着実に変化してきた。……おそらくは望ましい方向に。

「EBM とは，科学的に有効性が実証された治療を行うことである」といった，一見もっともらしく見えるが，本来の EBMが目指すところとは全く異なる態度や行動を誘発するような記述は，さすがに最近の教科書やインターネットの記載からは少なくなった。代わってサケットらの EBM の定義が冒頭に（訳語には多少ばらつきがあるとはいえ）きちんと引用されている記述をみかけることも多くなった。

ナラティブという言葉も，医療領域のみならず，ビジネスや法律などの領域，ゲームデザインといった分野においても盛んに論じられるようになっている。ナラティブとその医療への応用である NBM は，もともと多様な側面をもっているので，単一の概念的定義を確定することは難しいが，逆にそれゆえに，ナラティブという言葉が示唆する医療観や対人援助観は，おおざっぱにとはいえ，多くの専門職や一般の人々にも適切に共有されつつあるように思える。

今回の改訂版においては，初版発行後の本領域における議論の発展に即して，より適切な表現に改めるべき箇所について，必要最低限の語句の訂正や文章の変更を行った。しかし本書の主張の根幹は，初版におけるそれと全く変わっていない。大きな変更点として，米国で2000年代から発展してきたナラティブ・メディスン（NM）の紹介と，本邦でもようやく具体的な動きが始まった「物語能力」の教育法について，新たに一章を加えた（第9章）。その結果，全体の構成は12章（第1部エビデンス：1〜4章，第2部ナラティブ：5〜9章，第3部ナラティブとエビデンス：10〜12章）となった。近年盛んに議論されている，診療ガイドラインの国際的な動向については，第2章の一部に記載を追加した。

初版の序にも書いたように，生物科学的な知識や技術という標準装備だけでは，現代の医療や対人援助に求められている包括的な実践を有効に行うには限界があることは明らかである。その根本にあるのは，医療や対人援助の実践が必然的にもつ不確実性，個別性，複雑性であり，それに対する応答としての，疫学的蓋然性を駆使するエビデンスの適切な利用と，個別の人生に固有の意味と価値を生成するナラティブへの適切で実践的な理解が求められているのである。「ナラティブとエビデンス」という2つの装備を，若い世代の医療者／対人援助専門職が確実に身につけつつある現在，その修得の補助としての本書の意義はまだまだ十分にあると思われる。

2016年5月6日

斎藤 清二

目　　次

はじめに　3
改訂版への序　10

第1部　エビデンス

第1章　EBMはどのように誤解されてきたか ………… 17

はじめに　17／1．EBMの目指すもの　18／2．個の医療実践としてのEBM　19／3．医療の不確実性の問題　20／4．エビデンスの種類と質を巡る問題　21／5．EBMにおける「主観的経験と意味」　24／6．EBMにおける診療ガイドラインの意味づけ　25／7．なぜEBMへの誤解が起こるのか？——EBMにおける視点の問題　27／おわりに——患者の最大幸福実現の手段としてのEBM　28

第2章　EBMをめぐる物語 ……………………………… 30

はじめに　30／1．複数の物語としてのEBM　30／2．EBM正統派の物語　32／3．EBMガイドライン派の物語　34／4．EBM伝統科学派の物語　37／5．臨床判断を根拠づけるとはどういうことか？　39／6．エビデンスの明示についての倫理　41

第3章　EBM的思考様式と批判的吟味
——EBMのステップ（1）〜（3） ………………… 43

はじめに　43／ステップ1：患者の問題の定式化　43／ステップ2：問題についての情報収集　49／ステップ3：得られた情報の批判的吟味　52

第4章　臨床判断の共同構成
——EBMのステップ（4）〜（5） ………………… 59

はじめに　59／ステップ4：得られた情報の患者への適用 59／ステップ5：これまでの実践の評価　70

第2部　ナラティブ

第5章　NBMとは何か ………………………………… 75

はじめに　75／1．NBMの定義　76／2．NBMの特徴　78／3．NBMの実践プロセス　82

第6章　物語面接法──NBMの技法（1） …………… 86

はじめに　86／1．物語面接法とは　86／2．面接への導入　87／3．物語面接の開始　88／4．同行二人のプロセス　91／5．物語の共有　94／6．まとめ　97

第7章　質問技法を中心に──NBMの技法（2） …… 99

はじめに　99／1．NBMにおける,技法と姿勢　99／2．話題に焦点をあてる質問の技法　101／3.医療的対話における「無知の姿勢」　106／4．物語の連続比較としての診断　107／5．再び生活世界へ──全人的医療としてのNBM　109

第8章　物語のすり合わせ──NBMの技法（3） ……113

はじめに　113／1．医療における物語と現実──実在論と構成論　114／2．説明モデルのすり合わせと変容　115／3．事　例　116／4．事例の考察　119／5．相容れない物語のすり合わせは可能か？　121

第9章　物語能力とその教育法──ナラティブ・メディスンを中心に…………………………………………124

はじめに　124／1．医療における態度教育　124／2．ナ

13

ラティブ・メディスンと物語能力　126／3．ナラティブ・
メディスンの3つのムーブメント　129／4．ナラティブ・
メディスン教育法の実際　131／リタ・シャロン教授による
NMワークショップ——ナラティブの巡礼の日　131

第3部　ナラティブとエビデンス——対立から調和へ

第10章　EBMとNBMの統合的理解——実践と研究 … 139

はじめに　139／1．EBMとNBMの臨床現場における統合
的実践　139／2．エビデンスとナラティブ——研究の視点
から　144

第11章　臨床心理学におけるEBP概念の変遷——対人援助領域におけるエビデンスとナラティブの展開（1）… 151

はじめに　151／1．EBMの対人援助領域への展開　152／
2．米国の臨床心理学におけるEBPの開始　153／3．本邦
の臨床心理学へのEBP概念の導入　156／4．EBPPとESTs：
米国心理学会によるコンセンサス　160／5．エビデンスに
基づく実践（EBP）の歴史的変遷と展望　162

第12章　脳卒中への理学療法を例にとって——対人援助領域におけるエビデンスとナラティブの展開（2）…… 167

はじめに　167／1．脳卒中への理学療法的介入におけるエビ
デンスに基づくアプローチ　168／2．理学療法的介入の批
判的吟味　169／3．診療の標準化をめぐる問題　171／4．
理学療法における「科学」ということ　174／5．脳卒中へ
の理学療法における物語的なアプローチ　176／結び　179

あとがき　180／文献　183／索引　194／著者略歴　巻
末

第1部
エビデンス

第1章

EBM はどのように誤解されてきたか

第1章

EBM はどのように誤解されてきたか

はじめに

　本書の目指すところを最初に明らかにしておきたい。「医療・医学とは何か」という命題は，医療を実践する者にとって最も重要な問いであるにもかかわらず，正面から真剣に考察されることはあまりない。medicine（医）とは，病いに苦しむ存在である患者に対する援助のための行為や理論の総称であると考えられ，その実践である医療と，実践を下支えする理論である医学は，同じ medicine という言葉で表される。しかし本邦では，医療が患者を援助するための幅広い実践であると理解されるのに対して，医学とは一般には，自然科学的な理論・方法論によって患者を診断・治療するための科学的な知の体系として限定的に理解される傾向がある。しかし，医療およびその関連領域における実践のすべてが必ずしも狭い意味での科学的医学のみによって支えられているわけではない。したがって，多くの対人援助領域において，必ずしも狭い意味での医学に包括されない，独自の学知の体系を確立することには意味があるだろう。

　本書において順次考察していく，Evidence-Based Medicine（EBM：科学的根拠に基づく医療），Narrative-Based Medicine（NBM：物語と対話に基づく医療）について考える際にも，上記の点が問題になる。結論を先取りするならば，筆者は，EBM も NBM も，「個々の患者に最大の幸福をもたらすことを

17

第1部

エビデンス

目的とした，医療・医学における理論と実践の複合体である」と考えている。したがって，EBM も NBM も医療現場の幅広い領域において採用・応用することが可能であり，当然ながら，狭い意味での医学領域に限定されない広範な分野においてもそのまま利用できるものである。しかしながら，現時点では狭い意味での医学領域においてさえ，EBM や NBM が必ずしも適切に理解されているとは言えない。特に本邦においては，EBM に関する概念や方法論についての誤解や混乱が明らかに存在し，それが，EBM の本来の有効性を阻害していると思われる。このような混乱が，他の対人援助領域にそのまま拡大することはできる限り避けるべきである。そこで，本章では，まず EBM の目指すところとその誤解について，筆者の観点から整理することから始めたいと思う。

1．EBM の目指すもの

1991 年，EBM が Guyatt らによって提唱されてから[1]，たかだか 20 数年が過ぎたばかりであるが，EBM は全世界を席巻したと言ってもよいほど医療界に大きな影響を与えた。もちろん本邦の医療・医学の世界も例外ではない。しかし，「EBMはいったい何を目指しているのか」という基本的な認識において，必ずしも見解が一致しているとは限らない。

このことは本邦のみならず，西欧においても常に問題にされて来たことのようで，Sackett らが，1996 年に *BMJ* に発表した "Evidence based medicine: What it is and what it isn't"（EBM は何であって何でないのか）という有名な論文[2]において EBM の定義とその誤解について詳しく述べているのもその理由からであろう。上記の論文において，Sackett らは，EBM を「個々の患者のケアに関わる意志を決定するために，

18

第1章
EBM はどのように誤解されてきたか

最新かつ最良の根拠（エビデンス）を，一貫性を持って，明示的な態度で，思慮深く用いること」と定義している。この定義を否定する EBM の研究者，実践者はほとんどいないと思われる。そこで，まずこの Sackett らの定義を適切に理解することから始めたいと思う。

2．個の医療実践としての EBM

　上記の Sackett らの定義から分かるように，EBM とは，「個々の患者」において「ケアに関わる意志の決定」を行うための方法論である。言葉を換えると，目の前に現れた具体的な患者さん（例えば「72 歳で血圧が 170/92 の A さん」とか，「3 カ月前に脳梗塞発作があって，現在左片麻痺と構音障害のある B さん」とか）についての臨床判断を行うための方法論である。ところが，往々にして EBM とは，「何らかの疾患を持った患者一般について，何らかの一般的判断を行うこと」と混同されることが多い。それは直ちに，「高血圧症の患者に降圧薬を投与すると脳血管障害が予防されるというエビデンスがあるから，高血圧の患者が来たら誰にでも降圧薬を投与するのが正しい」といった誤解につながる。もちろん，こういった理解は不適切である。A さん，B さんに降圧薬を飲んでもらうか否かは，エビデンスだけでは決まらない。「エビデンス」と「患者の意向」と「医療者の臨床技能」とを個々の医療プロセスにおいて統合することによって，EBM は実践されるのである[3]。

　なぜ上記のような誤解が起こるのだろうか。その背景には，エビデンスと EBM が混同されているという根本的な問題があると思われる。エビデンスとは，臨床判断においてその選択に根拠を与える情報のことである。もちろん，この情報は

19

第1部

エビデンス

一般性を持っていなければならない。そして，このエビデンスの質をできる限り厳密に吟味しようとすることはEBMにおける重要な作業の一つである。しかし，このために，EBM自体も一般的な作業であるという誤解が生じる。EBMとは，「臨床判断という医療の個別プロセスに，いかにしてエビデンスという一般情報を利用するか」という方法論なのである。EBMは個別の医療実践のプロセスであり，エビデンスは一般性を持つ情報である。この両者は明確に区別されなければならない。時として，「○○疾患におけるEBMに基づくガイドライン」などという滑稽な表現が見られるが，これはEBMとエビデンスの混同が生じている典型的な例である。

3．医療の不確実性の問題

　個別実践に一般的な情報を利用するということは，実は簡単な作業ではない。なぜならば，個別の臨床プロセスとは，決して確実に結果を予想することはできないものだからである。したがって，エビデンスが私達にもたらす情報が，具体的な個別実践において正確に再現されることは決してない。例えば，ある臨床試験において50％の有効性があるというエビデンスが実証されている治療法は，決して目の前のAさんの病気に50％有効ということではない。Aさんに有効かどうかは治療してみなければ分からない。つまりエビデンスは，確率としての未来予測しか与えてくれない。これは医療のプロセスが，本質的に不確実で不確定であるという事実に基づいている。このことは，エビデンスが持つ本質的な限界であり，誤解ではない。誤解があるとすれば，エビデンスという一般的な情報が，個別の実践において「確実な未来予測」を与えてくれるとする楽観的な盲信的態度にある。エビデンス

20

第1章
EBMはどのように誤解されてきたか

は，個々の患者の未来予測に対して，確率論としての情報しか与えてくれず，それゆえに，医療者も患者もエビデンスから「完全な保証」を得ることはできない。医療の不確実性とは，全ての医療関係者が受け入れなければならない明確な事実である。

4．エビデンスの種類と質を巡る問題

　EBMとエビデンスはレベルの異なる概念であるということが理解できたとして，次に問題となるのは，「最新かつ最良の根拠（エビデンス）とは具体的には何か」という問題である。この問題の根は深い。そもそも，なぜいまさら「臨床判断は根拠に基づいて行うべきである」という，当たり前のことが主張される必要があるのだろうか。おそらく，これまでの医療判断が，実証的裏付けのない権威者の見解によって行われてきたことに対する反省と反発が大きな要因であろう。極端な場合には，この「権威者の見解」は，実は「偽権威者による詐欺や迷信」であった。ある意味で，医療の歴史は，迷信や詐欺との戦いの連続であったと言っても過言ではない。それゆえに，「臨床判断の根拠は主観を離れた客観的なものでなければならない」という，時には過剰な思いこみが生じたとしても，驚くにはあたらない。

　EBMは臨床疫学を個々の診療に応用するための方法論として出発したものである。「客観的に実証された最も信頼できる根拠は疫学的な情報である」とするのが，臨床疫学者の見解である。したがってエビデンスとは，もともとは臨床疫学的方法によって得られた一般的情報を指す。しかし一方で，臨床疫学とは，科学の中での方法論の一つに過ぎず，決して一般的な意味で言う科学全体を網羅するものでもなければ，

21

第1部
エビデンス

それを代表するものでもない。そこで当然の反発として，臨床判断に利用すべき情報は疫学的情報だけではないという意見が出てくる。おそらくこういった議論における一つの妥協として，エビデンスの質の階層（hierarchy）ということが主張されるようになったのだと筆者は想像している。

論を戻すと，そもそもエビデンスとは，臨床判断に客観的な（判断する人の主観から独立した）根拠を与えるための一般的情報であった。エビデンスといえば「客観的なもの」の典型のように感じられるが，もともとは，臨床判断という極めて主観的なプロセスを補助するために利用される情報がエビデンスなのである。当然ながら，臨床判断という主観的プロセスに客観的情報を利用するためには，客観的な情報を解釈するという主観的な作業が必要となる。したがって，「エビデンスの質」という概念は，客観性の保証という観点からは，かなりあやしいものなのである。

エビデンス（あるいはエビデンスの候補）の質を担保するための客観的な評価法として，エビデンスの批判的吟味（critical appraisal）という作業が定式化されており，これは EBM のプロセスの中核的な部分を占める（第3章を参照）。しかし，批判的吟味のための評価基準は，元々は疫学的な情報に適用するためのものである。もし，疫学的情報以外の情報をエビデンスとして認めてしまえば，臨床疫学の医療への応用という EBM の特徴のかなりの部分が失われてしまう。ここにはあきらかにジレンマがある。後にも述べるように，EBM は，もはや「臨床疫学の個別診療への応用」という定義を越える，より広い世界へと歩み出してしまっているように筆者には思われる。

エビデンスの質を巡る混乱は，かなり複雑であり，レベルの

第 1 章
EBM はどのように誤解されてきたか

異なる幾つかの誤解が混在しているように思われる。その誤解のパターンの第 1 は，エビデンスの階層表を無視して，伝統的に「科学的」と言われてきたような情報，例えば動物実験や研究室における基礎科学的な実験的研究から得られたデータを「質の高いエビデンス」と見なしてしまうことである。繰り返し述べているように，一般的に合意されている EBM の体系においては，疫学的な情報こそが質の高いエビデンスであり，基礎科学的な実験データは，たとえそれが最新の先端科学的な知見であっても，エビデンスの質は低いと見なされる。しかし，往々にして「科学的根拠に基づく医療」という言葉を字義的に信ずるあまり，基礎科学的な情報を質の高いエビデンスと見なしてしまうのである。「○○疾患診療のエビデンス」といった論文や書籍（多くは査読された論文ではない）を読むと，その中に疫学的な情報がほとんど記載されておらず，もっぱら実験的な基礎データだけが記載されているということをしばしば経験する。これはエビデンスの質の階層を誤解していると言わざるを得ない。

　第 2 の誤解のパターンは，判断の根拠とされる情報が数量的に表現されてさえいれば，それは質の高いエビデンスであるとする考え方である。もちろん，これはあまりにもナイーブな誤解である。臨床疫学的な批判的吟味は，統計学的方法を駆使するものであるから，情報が数値で表されていることは当然のことながらエビデンスの必要条件となるが，決してそれは十分条件ではない。数値で表現される（定量的に扱われている）ことが，即信頼性や妥当性を確保しているということにはならない。統計学的な批判的吟味に耐え得る情報だけが，信頼できるエビデンスと呼ぶに値するのである。

　上記とは正反対の第 3 の誤解のパターンは，無作為割付試

23

第1部
エビデンス

験（RCT）のみが意味のあるエビデンスであって，それ以外の情報は意味がないとするような，極端な理解の仕方である。エビデンスの質は，EBM の個々の実践プロセスにおいて，どのような臨床疑問が扱われているかということに相関して決まる。何を臨床判断したいのかによって，エビデンスの質のヒエラルキーも違って来るのである。EBM において，どのような臨床的疑問を扱うことができるかについては EBM の標準的な教科書[3-6]に明確に記載されている。臨床疑問が治療効果についてのものである場合，最も質の高いエビデンスは複数の RCT のメタアナリシスあるいは系統的レビューである。しかし，臨床疑問のジャンルが診断であったり，予後であったり，副作用であったりすれば，横断調査や症例対象研究やコホート試験も，質の高いエビデンスとなるのである。

　しかし，「エビデンスの質のヒエラルキーをどう考えるか」，あるいは「ヒエラルキーの中にどのような情報を含め，それをどの水準に位置づけるか」という問題を厳密に考えようとすると，単に EBM を誤解しているか否かという問題を超えて，「EBM は何を目的としているのか」という疑問を再度喚起することにつながってくる。次節ではそれについて論じたい。

5．EBM における「主観的経験と意味」

　Sackett らの教科書の第2版[3]において，EBM が扱う臨床疑問の範囲が拡張され，experience and meaning（経験と意味）という項目が追加された。これは，医療における患者の主観的な幸福の達成ということを考えた場合，「患者が病いをどのように経験し，それをどのように意味づけるか」ということが非常に重要な意味を持ち，「この問い自体が広い意味で

の患者のアウトカム（治療効果）と切り離せない」ということが，EBM の世界においても重要視されてきたことを意味する。この「病いの経験における主観的な意味」は，客観的な問題だけを扱うとする今までの伝統的な科学的医学からは排除されてきたものである。NBM は，ナラティブ（物語）という媒体を通じて，このような「病いにおける経験と意味」を中心的な課題として扱う方法論であるが，それについては，稿を改めて詳しく述べたい。

　話を戻すと，ここで注目すべきことは，EBM も「経験と意味」という極めて主観的なものをその実践プロセスの中で扱おうとしていることであり，それが可能であると考えていることである。しかし，「患者の体験する病いの意味をどのように診療に役立てるか」という臨床疑問において，どのようなエビデンスが利用可能なのであろうか。これについては，Sackett らは，「このような問題を扱う研究法は，臨床疫学者の専門範囲外であるため，他の専門家の見解に従いたい」と率直に述べている。結論を先取りして言うならば，このような研究法の代表例は，質的研究法（qualitative research method）である。医療とは元来，患者のケアに積極的に関わり，患者の主観的な QOL を重視するものであるから，このような「経験と意味」についての臨床疑問を無視することはできない。従来の臨床疫学的な方法論のみに固執するのではなく，質的研究などの異なった側面からの情報をエビデンスとして実践に取り入れる方法論を整備する必要がある。

6. EBM における診療ガイドラインの意味づけ

　本邦において，EBM についての理解を最も混乱させているものは，診療ガイドラインを巡る誤解であると思われる。典

第1部
エビデンス

型的な誤解は,「EBM とはガイドラインを作成し,それによって診療を統一することである」というものである。いくらなんでもそれはひどいと思われるかもしれないが,現実にこのような議論が行われることは多い。このような問題を鋭く指摘した本邦における議論としては,『週刊医学界新聞』上で行われた,李と遠藤の議論がある[7-9]。

　ガイドラインとはもともと,専門家集団によって作成された,診療に役立てるための一つの推奨(recommendation)であり,できる限りエビデンスに基づいて作成されたとしても,それ自体はエビデンスそのものではない。EBM の実践において,ガイドラインとは診療に利用すべき二次資料に過ぎず,画一的な方法を医療者に強制するものではない。しかし,「ガイドラインに添った診療を行わないと医療訴訟を起こされた時には負けてしまう」などという言説がまことしやかに流布(もちろんこれは必ずしも事実ではない)しているため,ガイドラインの心理的拘束力はかなり強いものがある。その結果,エビデンスに基づいたガイドラインは,診療現場での医療者の自由裁量を制限し,医療自体を窮屈なものにしてしまうという反発が生じる。これに「ガイドラインを強制することがEBM である」という誤解が加わると相乗効果を起こして,本邦における EBM に対する根強い反発の原因の一つとなっている。これは,診療現場と EBM の双方にとって不幸な事態である。

　再度 EBM の基本に立ち返るならば,エビデンスに基づいたガイドラインとは,EBM の実践に利用するための二次資料に過ぎず,個々の臨床実践を過剰に拘束するものではない。良質のガイドラインを利用することは,診療レベルを底上げし,日常診療における労力を軽減し,医療の効率化に役立つ。ガ

第1章
EBM はどのように誤解されてきたか

イドラインが適切に利用されるならば，それは日常診療実践
に極めて有用なものとなるだろう。

7. なぜ EBM への誤解が起こるのか？
―― EBM における視点の問題

　以上，本邦における EBM への誤解について整理してきた
が，このような EBM 理解を巡る混乱は，単に一つの正しい
EBM があって，それに対して不勉強な人達がそれを誤解して
いる，というような理解の仕方では全体を説明できないと筆
者は感じている。確かに，正統的な EBM の方法論を明確に
示した書籍は日本でも多数出版されているし，そこに記載さ
れている内容にそれほど食い違いがあるわけではない。しか
し，実際の医学・医療の現場において，その正統的な EBM の
理解は決して主流ではなく，全く相反するような EBM につ
いての言説が常に交錯しているのが実状である。そのような
ことはなぜ起こるのだろうか。

　筆者が重要だと考えているのは，EBM における関係者の視
点の違いである。EBM は臨床疫学を個々の医療実践に応用す
ることを目的として出発した方法論である。そして，その出
発点においては，疫学的研究によって得られた情報のみをエ
ビデンスと呼んだのである。したがって，臨床疫学者の視点
から見れば，EBM の体系は疫学的なエビデンスを中心にまわ
っている。しかし，個々の臨床現場にいる実践的医療者の視
点からは，EBM とは具体的な臨床判断のプロセスであり，エ
ビデンスとはそのプロセスにおいて利用される情報に過ぎな
い。つまり EBM の中心はエビデンスではなくて，臨床判断プ
ロセスそのものである。臨床疫学者の視点はエビデンスを作
る者の視点であり，臨床家の視点はエビデンスを使う者の視

27

第1部
エビデンス

点である。したがって，両者の視点は異なっており，どちら
の視点がより正しいかという問いはあまり意味を持たない。

ところが，EBM の体系の中には，もう一つ別の視点があ
る。それは，個々のエビデンスやエビデンスの体系を伝達し
広めるという立場からの視点である。この立場は，ある治療
法を他より優れたものとして広めたい研究者や，自分の会社
の製品の販売を増やしたい製薬企業や，EBM という方法論そ
のものを普及させたいと考える専門家や，ガイドラインを普
及させることによって医療費の削減を図りたい公的機関など
によって構成される。彼らは，実際に RCT などを行ってエビ
デンスを作るわけではなく，目の前の患者の診療にコミット
しているわけでもなく，もっぱら報告されている情報を検索
し，メタアナリシスを行い，システムレビューを作成し，時
にはガイドライン作成に関わる。彼らは，エビデンスの作成
者である研究者と，エビデンスのユーザーである臨床家との
橋渡しをする重要な役割を担っているが，そのどちらとも異
なる視点からものを見ている。つまり彼らは，複数のエビデ
ンス情報の優劣を評価し，それを利用するための解釈と権威
付けを行うのである。

もちろん，この三者（エビデンスの作成者，利用者，媒介
者）の視点は，1人の人間の中にも共存しうるし，大学教員
のように実際に複数の役割を担っている人もいる。しかし，
EBM の実践体系における圧倒的多数者は，エビデンスのユー
ザーとしての臨床家であろう。

おわりに——患者の最大幸福実現の手段としての EBM

もし，臨床家が実際の診療においてエビデンスを利用しよ
うとするならば，自分はいったいどの視点から EBM を見て

第1章
EBM はどのように誤解されてきたか

いるのかということを冷静に考える必要があるだろう。ある治療法が他の治療法より一般的に優れているか否かを知ることが重要なのだろうか？　それとも，目の前の患者さんに役に立つ可能性のある複数のオプションをできるだけたくさん知り，害があるかもしれない方法を避けるための情報を知りたいのだろうか？　目の前の患者さんに責任を持つ医療者として，私達は，製薬会社の宣伝員や，自分の研究成果を売り込みたい研究者と同じ視点からものを見る必要はないのではないだろうか。このように，「目の前の患者の最大幸福」に視点を定めることによって，EBM を巡る見解の相違や誤解の大部分は解消されるのではないかと筆者は感じている。

第1部
エビデンス

第2章

EBM をめぐる物語

はじめに

前章では，EBM をめぐる誤解について考察し，もっとも大きな問題は，エビデンスと EBM が混同されていることではないかと述べた。しかし，本邦においてしばしば経験される EBM をめぐる混乱や感情的な対立がなぜ生じるかについては，それだけでは必ずしも説明できないと筆者は感じている。

筆者は臨床医ではあるが，もともと EBM の専門家ではなく，EBM が普及してから，教科書や実践書から学ぶとともに，EBM に精通した先輩や同僚，時には後輩たちからその概念や実践を学んできた。最近では，EBM と NBM の関係について筆者の考えを述べたり，いろいろな立場の研究者や実践者の方々と討論したりする機会が多くなった[1-3]。そのような経験を通じて，筆者が痛切に感じていることは，「エビデンス」や「EBM」という言葉が，現場において絶望的なまでに多様に意味づけされており，甚だしい場合は，まるで正反対の影響を実践に及ぼすような使われ方さえなされているという事実である。これは，おおげさに言えば，まるでバベルの塔をめぐる混乱に喩えられるのではないかと思うほどである。

1．複数の物語としての EBM

上記のような経験の中で，筆者は最初，「EBM についての正しい理解を確立し，EBM についての誤解や曲解を糾すこと

第2章

EBMをめぐる物語

が必要だ」と考えた。しかしすぐに,「もしかすると,それは現実的でも効果的でもないかもしれない」と考えるようになった。なぜならば,すでにそのような努力は数限りない機会に行われているはずであるのに,EBMについての誤解が消滅するような気配は感じられなかったからである。そうではなくて,このような事態はもしかすると,キリスト教という一つ世界宗教においてさえ,ローマ・カトリックとギリシア正教とプロテスタントが共存している,ということと良く似た現象なのではないか,そのような現実を認めることから出発すべきではないかと考えるに至った。

　私たちは通常,「複数の異なる見解が存在している時,そのうち正しいもの(真実)は一つであり,他の全ては間違い(あるいは誤解)で,何らかの実証的な手段を用いることで,最終的には真実に至ることができる」という考え方を採用している。このような,科学的な思考法として伝統的に採用されてきたものの見方(思考様式)は,心理学者であるBrunerによれば,「論理−実証モードの思考」と呼ばれる[4]。EBMそれ自身は,どちらかと言えば,この「論理−実証モードの思考」を採用している。

　それに対して,「複数の見解のそれぞれが,それぞれの多様性をもった『ひとつの物語』である」とするような思考様式を,「ナラティブ・モードの思考」と呼ぶ。後述するNBMは,この「ナラティブ・モードの思考」を大幅に医療に取り入れようとする試みであるが,ここではやや先取りした形で,「EBMそれ自体も社会的に構成された物語であり,複数の異なった物語のバージョンがあり得る」という視点から,EBMをめぐる多様な見解を考察し直してみたい。

　なお,EBMを物語として理解するということは,決して

31

第1部

エビデンス

「EBM は単なる物語にすぎない」というような，還元主義的な態度をとることではない。物語的な思考様式を採用するにあたって重要なことは，「異なったバージョンの物語」に対して興味と関心をもち，もっと深く知りたいという態度を保つことである。これは「無知の姿勢」と呼ばれる態度で，ナラティブ・アプローチの基本的な姿勢である [5]。幸いなことに「物語」とは，一般に「わくわくするほど面白いもの」である [6]。だから，異なる学派の見解を「それもまた一つの物語」として理解する態度は，必然的に「他者への理解」を促進することにつながる。複数の物語を，それが物語であるからこそ尊重し，深く理解しようとする態度こそがナラティブの姿勢なのである。

　現代の日本において，エビデンスあるいは EBM ということばが語られる時，大きく分けて３つの異なったバージョンを抽出できるように思われる。以下，ごく簡略に，筆者の理解している EBM をめぐる３つの物語について説明する。これはあくまでも，筆者の私的な理解であることをお断りしておきたい。

2．EBM 正統派の物語

　第１のバージョンは，エビデンスとは原則として疫学的方法によって得られた経験的，実証的な情報であると定義し，エビデンス自体の批判的吟味と，エビデンスを用いた臨床実践の批判的吟味こそが，EBM の本質であるとする考え方である。筆者はこの立場を「正統派；Orthodox School」，あるいは「批判的吟味派；Critical Appraisal School」と仮に名付けてみてはどうかと考えている。ほとんど全ての EBM の教科書は，この正統派の理論と方法論を説明することを目的に著

第2章

EBMをめぐる物語

表1　EBM実践の5つのステップ

ステップ1：患者の問題の定式化
ステップ2：問題についての情報収集
ステップ3：得られた情報の批判的吟味
ステップ4：得られた情報の患者への適用
ステップ5：これまでの実践の評価

表2　臨床的疑問の定式化の4要素（PECO あるいは PICO）

1．どんな患者に（P；patient）
2．何をすると（E；exposure，または I；intervention）
3．何と比較して（C；comparison）
4．どうなるか（O；outcome）

されており，この考え方に基づいた教育ワークショップも頻回に行われている。しかしながら，奇妙なことに，本邦においては，この正統派の EBM は必ずしもエビデンス理解の主流にはなっていないのである。正統派の EBM 理論に基づく実践については，次章以降詳述していくことになるので，ここでは詳しくは述べないが，正統派の EBM を見分けるコツを以下に示しておく。

　正統派 EBM においては，Sackett らの EBM についての2つの定義，「EBM とは，臨床実践において，エビデンス，患者の意向，臨床能力の三者を統合することである」と「EBM とは，個々の患者の臨床判断において，最新最良のエビデンスを明示的に良心的に一貫して用いることである」が遵守される。また，EBM の実践における5つのステップ（表1）と，臨床的疑問の定式化の4要素（PECO あるいは PICO；表2）が，実践のツールとして重要視される。上記の定義が引用されず，5つのステップと臨床的疑問の定式化の4要素につい

33

第1部
エビデンス

て触れられていない EBM についての記述は，おそらくは正統派とは異なった物語を採用していると判断して良いだろう。

3．EBM ガイドライン派の物語

　第2のバージョンは，エビデンスとは臨床疫学的情報であるとする考えは共通であるが，EBM とは，エビデンスを収集してそれに基づいた診療ガイドラインを作成し，それを医療実践に普及させることであるとする考え方である。ここでは，EBM とは個々の患者の問題に応じた個別実践であるという考えは後退しており，むしろ，ガイドラインを用いて医療の標準化を行うことが EBM の最大の目的とされる。この立場を，筆者は「ガイドライン派；Guideline School」あるいは「グローバル・スタンダード派；Global Standard School」と呼びたいと思う。「国民は誰でもどこでも最低限の質が保証された医療を提供されるべきである」とする，極めて正当な社会的要請がこの立場を後押ししている。

　ガイドライン派の EBM は，正統派が5つのステップを重視するのに対して，むしろエビデンスの階層表（いわゆるエビデンスのレベル；表3）と，リコメンデーション（推奨）のレベルをツールとして重視する。もちろん，ガイドライン派の EBM においても，5つのステップが無視されているわけではないが，ガイドラインの作成の手順と作業に焦点をあてるため，ステップ2，3のエビデンスの質の評価と権威付けが主な関心となる。そういう意味では，ガイドライン派の EBM は，ある意味では最も臨床疫学的な（素朴な意味で EBM らしく見える）印象を与えることになる。

　ガイドラインを EBM の実践の中にどのように位置づけるかについては，正統派の視点からいくつかの議論を提起でき

34

第2章

EBMをめぐる物語

表3　エビデンスの質の階層表の一例

Ia　複数のランダム化比較試験（RCT）のメタ分析

Ib　少なくとも一つのRCT

IIa　少なくとも一つのよくデザインされた非ランダム化比較試験

IIb　少なくとも一つの他のタイプのよくデザインされた準実験的
　　研究

III　比較研究や相関研究，症例対象研究など，よくデザインされ
　　た非実験的研究

IV　専門家委員会の報告や意見，あるいは権威者の臨床経験

る。前章でも述べたように，ガイドラインはエビデンスそのものではなく，専門家の推奨（見解）を必ず含むものである。そうすると，専門家の見解を最も質の低いものとみなすというエビデンスの階層表とは，ある意味では自己矛盾することになる。

　正統派のEBMは，得られたエビデンスを厳密に批判的吟味することを重視する。その結果，領域によっては，批判的吟味に耐えるエビデンスがほとんど存在しないということが起こり得る。現在のところ，膵臓癌に対する治療や，神経性食欲不振症に対する治療などがその例である。しかし，ガイドライン派は，この問題をエビデンスと推奨のレベルを柔軟に設定することによって解決する。極端なことを言えば，専門家のコンセンサスさえ得られるならば，エビデンスがなくともガイドラインを作成することはできる。しかし，質の高いエビデンスがほとんどない状態で作成されたガイドラインが，EBMの観点からいってグローバル・スタンダードとして推奨できるのかという問題は残ってしまう。

　もう一つの問題は，統計的には有意であっても，実際上の効果としては非常に小さな違いしか期待できないようなエビ

第1部
エビデンス

デンスでも，それがいったんガイドラインで推奨されてしまえば，その推奨はかなりの強制力を持つということである。ガイドラインをあくまでも臨床実践支援のための二次資料の一つと見なして，EBM の実践において利用するという考え方からは，ガイドラインそのものの批判的吟味が必要になり，そのための基準が提唱されている[7]。

　ガイドライン派の EBM は，本邦においては厚生労働省が後押しをしているという政治的理由，薬剤メーカーの資金的援助などの経済的理由も加わって，医療の世界では依然として多数派である。しかし，ガイドライン作成に用いられるエビデンスの質のランク付けに対して，疫学的研究以外の情報を無視しているとする伝統科学派からの批判や，ガイドラインが医療者の裁量権を侵害しているとする一般医療者からの感情的反発も無視できない。言い換えれば，これらの反発はガイドラインの強制的押しつけに対する反発であって，本来の EBM に対する異論とは区別して考えることが必要だろう。

　上記のような問題に応えるために，質の高い「エビデンスに基づく診療ガイドライン」を整備しようとする努力は，国際的にも進められている。米国医学研究所（Institute of Medicine; IOM）は，1990 年に，診療ガイドラインの定義として，「特定の医療状況で医療供給者と患者・介護者の適切な医療のための意思決定を支援するために系統的に作成された文書」と定めた。さらに IOM は 2011 年に「診療ガイドラインは，患者のケアを最適化することを目的とした推奨を含む文書である。推奨は，エビデンスのシステマティックレビューと，複数の選びうるケアの選択肢についての益と害に関する評価に基づいて作成される」という改訂版を公表した[8]。現在国際的に最も普及している診療ガイドラインの作成シス

テ ム は GRADE（Grading of Recommendations Assessment,
Development and Evaluation）と呼ばれている[9]。

4．EBM 伝統科学派の物語

　EBM 物語の第 3 のバージョンは，エビデンスを臨床疫学
的な情報に限定せず，むしろ，生物科学的な理論や病態生理
を推定する実験的研究の成果を重視しようとする考え方であ
る。この考え方は，正統派の視点からすれば，EBM 出現以前
の古典的な科学的医学論を，エビデンスという口当たりの良
い名称にすり替えて，伝統的医学の復権を目指しているよう
に見える。また，ガイドライン派からは，エビデンスの階層
表の順位を無視しているように見える。しかし，この「伝統
科学派；Conventional Scientist School」，あるいは「病態生理
派；Pathophysiologist School」とでも呼ぶべき古典的なエビ
デンスの理解は，医学界においては今なお根強い力を持って
いる。

　伝統科学派の EBM 物語が力を持っている理由はいくつか
想像できるが，その第 1 のものは，前章でも触れたように，
EBM のそもそもの出発点が，偽権威（偽科学）への挑戦であ
ったということが挙げられるだろう。ここでいう偽権威への
挑戦とは，なぜその臨床判断が行われたのかという判断過程
を明示しないままに，権威者によって臨床判断の規範が押し
つけられていたことに対する反省に基づいている。このよう
な考え方は，「医療における判断，決断は，明示的・合理的に
行われなければならない」という，医療における基本的な倫
理に合致するため，かなりの説得力を持つ。

　正統派の EBM は，この明示される根拠（エビデンス）を
原則として疫学的な情報に限定する。また，ガイドライン派

第1部
エビデンス

は，エビデンスの階層表と推奨の基準を示して，基礎科学的な情報を疫学的情報の下位に位置づける。しかし，伝統科学派の EBM は，あえてそれらを重要視せずに，「通常の意味での科学性」をもって，自らの理論や実践の正当性の根拠としようとする。

　伝統科学派の EBM 物語が強い力を持つ第2の理由は，「科学的」ということばが依然として保持している権威性が挙げられるだろう。一般には「科学的である」ということは，「客観性を持つ」ということとほぼ同義として理解されるので，伝統科学派の EBM は，医療における「主観性」を徹底的に排除する傾向がある。正統派，あるいはガイドライン派の主張するエビデンスは，例えば主観的な QOL を尺度測定によって数値化したデータをも扱うことができるため，伝統科学派の見解に比べれば，「主観性」に対しても開かれている。

　伝統科学派の EBM 物語は，医学周辺領域へ EBM の概念が拡大，浸透していこうとする時，「私たちの分野も，今までの非科学的な○○から，エビデンスに基づいた科学的な○○に転換しなければならない」というスローガンとして好んで利用される。現在まで「（伝統的な意味での）科学化が十分ではないとされてきた領域」において，伝統科学派の物語は，その領域の価値を高める働きが強いのである。

　あまり具体的な例を挙げると差し障りがあるかもしれないが，狭い意味での医学の領域の例としては，心身医学や精神療法などが挙げられるかもしれない。医学の周辺領域では，相補代替医療などはその典型例であろう。もともと相補代替医療の世界観は近代的な科学的医学の世界観とは全く異なったものである。このような領域での治療や医療実践が一定の効果を挙げることは，経験的には広く認められているが，実

第2章
EBMをめぐる物語

証主義的な手法によってその理論的合理性を証明することは
難しい。したがって，このような領域の実践者は，自分たち
の治療技法や治療理論が「非科学的である」というレッテル
を常に貼られてきた。そこで，EBMという「科学的な」方法
論によって，自分達の理論や方法論が「科学的」であるとい
うことを証明しようと努力することになる。残念ながらこの
ような努力はごく一部を除いて，現在のところ実を結んでい
ないように筆者には思える。

　伝統科学派のEBM物語は，医療における権威の問題という
観点からは，自己矛盾を含んでいる。EBMがもともと「根拠
を明示しないままでの権威者の見解」に対する挑戦から出発
しているのに，結局は「根拠が科学的である」ことを示すこ
とによって，自らを再度権威付けようとする意図が見えるか
らである。しかも，その根拠の権威付けにおいて，臨床疫学
的な批判的吟味を必ずしも重視しないということになると，
正統派から見れば，「それをEBMと呼ぶことはできない」と
指弾されることになってしまうのは無理もないところであろ
う。

5．臨床判断を根拠づけるとはどういうことか？

　EBMの実践において非常に重要なポイントは，「臨床判断・
決断の過程を明示的に示す」というところにある。言葉を換
えると，「その臨床判断（診断・治療・医療経済的判断など）
がどのような根拠に基づいて行われたのかを説明できる」と
いうことである。実はこの命題が実際には何を意味するのか
は，かなり複雑な問題である。EBMに対するかなりプリミテ
ィブな批判に，「根拠なしに判断することなどありえない。医
療者は常に判断根拠に従って判断をしている。いまさらEBM

39

第1部
エビデンス

などという必要はない」というものがある。

　このような主張に対しては，EBM 正統派の見解から言えば，「批判的吟味に耐える疫学的情報のみが根拠であるから，従来の医療判断は根拠に基づいていない」ということになる。ガイドライン派の見解から言うならば，「臨床判断は適切に標準化されたガイドラインを根拠として行われるべきであり，従来の医療は標準化が不十分である」ということになる。しかし当然のことながら，これらの根拠に従って判断したからといって，それが必ずしも最善の結果を保証するものではない。

　伝統的科学派の見解から言えば，「古典的な意味での科学的手続きを経て得られた情報なら根拠としてよい」ということになり，その中には，動物実験の結果や，画像診断の所見や，病態生理の理論なども含まれるということになるだろう。それでは，漢方医療を行う治療者が，「『傷寒論』に載せられていた事例に基づいて治療を選択した。だからこれは『傷寒論という根拠』に基づく医療だ」と説明した場合，これは EBM と言うのだろうか。

　このような議論は，事態を紛糾させているだけのようにも見えるが，結局この問題は「関係者による合意が形成され得るかどうか」ということに帰着するのではないだろうか。そもそも，「臨床判断の根拠を明示的に説明する」とは，誰に対して説明することを意味しているのだろうか。第一に説明を受ける権利を有するのは，目の前にいるその臨床判断の対象となっている患者であるに違いない。そうすると，その説明のプロセスは，EBM のステップで言えばステップ 4 ということになり，エビデンスの種類をどこまで広げるのかについては，複数の選択があり得るということになるのではないだろ

第2章
EBMをめぐる物語

うか。そして臨床実践において最も重要なことは,「その説明が科学的にみて正しいかどうか」ではなく,むしろ,「その説明をすることは,目の前の患者の治療に役立つのか。それによって,良好な治療関係は強化されるのか」という問題なのではないだろうか。

　もちろん,患者以外の第三者に対しても,納得のいく説明がなされることは必要であるが,複数の関係者の見解が食い違った場合はどうするかといった,実践的で複雑な問題の解決には,対話の方法論などの,臨床疫学とは別の理論・方法論が必要となるだろう。これらの問題はNBMにおいて詳しく取り扱われることになるだろう。

6．エビデンスの明示についての倫理

　最後に,判断根拠の明示に関する倫理的問題についての私見を述べたい。しばしば,「エビデンスのない治療を患者に行うことは倫理に反する」という主張がなされる。このような主張をしたいという気持ちは理解できるが,この主張はいくつかの意味で不適切であると筆者は思う。もちろん,エビデンスという言葉にも多様な意味があり得るということは,ここまで述べてきたとおりであるが,それとはまた別の問題である。

　第1に,エビデンスの実証されている治療が,必ずしも目の前の患者において最良の結果をもたらすという保証はない。このことは繰り返し述べてきた。第2に,エビデンスが実証されていないという状況には,複数の場合がありうる。研究が行われて有効性が証明されなかったという場合,そもそも研究が行われていない場合,効果ではなく害があるという結果が報告されている場合などは,それぞれ判断根拠としての

41

重みが異なる。有害であるという情報がある場合に，その治療を選択することを避けるべきであることは当然だが，効果が未だ実証されていなくとも目の前の患者には有益であるということも十分にあり得る。第3に，そもそもあきらかに有効な治療でも，エビデンスの実証のためのRCTが行われていないことはある（例えば，急性心室細動に対する除細動の直接的効果などは無作為による対照群への振り分けができないのでRCTを実施できない）。

　もちろん，明らかにエビデンスが証明されている確立された治療法があるのに，その情報を患者に伝えることなしに，エビデンスが実証されていない別の治療を行うことは倫理的とは言えないだろう。しかし，エビデンスが証明されていないということを患者に十分に説明した上で，あえて患者が望む場合，その治療が害のあるものでなければ，それを選択することが非倫理的とは必ずしも言えないだろう。

　それでは，エビデンスに関わる倫理とはどのように規定されるべきなのだろうか。私見ではあるが，筆者は以下のような記述が現実的であると考えている。1）エビデンスが実証されていないのに，エビデンスが実証されているかのように説明してはならない。2）エビデンスの詳細についての情報を求められたときに，その内容を隠したり，虚偽の情報を与えたりしてはならない。

　エビデンスが実証されていない治療法について，「この治療法にはエビデンスは証明されていませんが，よろしかったらやってみませんか」と話すことは，おそらく倫理には反していない。「その治療法にエビデンスがあるかのように振る舞う」ことこそが非倫理的なのだ，と筆者は考えている。

第3章

第3章

EBM 的思考様式と批判的吟味
—— EBM のステップ（1）〜（3）

はじめに

　第1章，第2章では，本邦において EBM が被っている誤
解や問題点について，どのように理解したら良いのかという
ことについての私見を述べてきた。本章からは，EBM を個々
の患者に実践するための方法論について概説したい。繰り返
し述べて来たように，EBM とは「臨床実践において，エビデ
ンス，患者の意向，臨床能力の三者を統合すること」であり，
「個々の患者の臨床判断において，最新最良のエビデンスを明
示的に良心的に一貫して用いること」である。この実践のた
めに設定されているのが，有名な EBM の5つのステップで
ある（第2章表1；33頁参照）。

ステップ1：患者の問題の定式化

　EBM 実践の入り口である。一般にはあまり意識されていな
いことであるが，EBM では基本的に「医療とは，患者の抱え
る問題を解決するためのプロセスである」というモデルが採
用されている。そんなことは当たり前と思う人が多いだろう
が，実は，医療を「問題解決の過程」とする考え方は，必ず
しも唯一の医療のモデルではない。NBM は，医療の目的を必
ずしも問題の解決に限定せず，対話の中で問題が解消してい

43

第1部

エビデンス

くことを期待する医療とも言えるが，このことについては章を改めて述べる。

一方で EBM は，必ずしも医療を，「診断−治療」という体系だけに限定して考えているわけではない。EBM が扱う問題は，必ずしも診断・治療だけではなく，EBM は目の前の患者が抱える多様な問題に対応することが可能である。Sackettらによる教科書の第2版では，第1章でも触れたように，診断・治療だけではなく，予後，予防，経済効果，教育などとともに，経験と意味などの問題も，EBM で扱う対象とされている[1]。

目の前の患者さんの病歴や身体所見などから，どのような問題（臨床疑問）を設定するかは，その後の EBM のプロセスにとって決定的に重要である。例えば，診断と治療（介入）では，ステップ3における批判的吟味の方法が全く異なるし，用いることのできるエビデンスの質の階層も全く異なってくる。もちろん，1人の患者についての問題は一つとは限らず，複数を設定することが可能である。また，患者自身にとって重要な問題と，医療者から見て重要と思える問題とは，必ずしも一致しない。どの問題を重要なものとして取り上げるかを決定するステップ1は，その後の EBM の実践の流れを決めてしまうため，その重要さはいくら強調しても足りないくらいである。

なお，これも一般にはあまり強調されていないことであるが，臨床疑問が生じないような診療においては，必ずしもEBM のステップに沿った診療（つまりエビデンスの検索や批判的吟味）を行う必要はない。目の前に心室細動を起こしている患者のいる救急現場で，AED（自動体外式除細動器）についてのエビデンスを検索する必要はなく，迷わず除細動を

実施すればよいのである。

　ただし、これは医療者が習慣的に行ってきた医療を、ただそのまま疑問を持たずに続ければ良いということを言いたいのではない。臨床疑問とは、その臨床実践に関わっている者のうちの誰かが、「これは問題だ」と感じて、その問題についての解答を求める作業を開始したときに、はじめて「問題」になる。言葉を換えるならば、臨床疑問とは、あらかじめそこに存在していたものを発見するというよりは、その時、その時の臨床プロセスにおいて、その都度構成されるものである。それが「問い」として構成された時にはじめて、以前からそこに存在していたものとして「発見」されるのである。

EBM 的思考ツールとしての PECO

　臨床疑問の定式化のためには、一般に PECO（ペコ）あるいは PICO（ピコ）と呼ばれる４つの要素（第２章表２；33頁参照）が重要である。つまり、EBM における臨床疑問は、「どのような患者に（P）、どのような暴露あるいは介入をすると（E or I）、何と比較して（C）、どのような結果になるか（O）」という形で定式化される。このような形で臨床疑問が定式化されてはじめて、EBM の次のステップに進むことができる。

　このことは、実は一般的に考えられているよりも大きな意味を持っている。まず、目の前の患者を「問題の束」と見なすこと、そして、その問題（の一部）を PECO の形で定式化すること、そして PECO に答える形で情報を検索すること。これが EBM の実践の前半であると同時に、実践の流れを決定する思考様式でもある。このような思考様式を、おおざっぱに EBM 的思考の様式と呼ぶことができるだろう。ごく単純化

第1部

エビデンス

して言えば，臨床実践の要所要所において，PECO の形式で
問いを立てていくことが，EBM 的思考様式の核になると言う
ことができる。例を挙げながら考えていくことにしよう。な
お,以下の事例は複数の経験から合成した架空の事例である。

　　例1：50 歳女性のＡさんは，8 年前に肺腺癌にて肺葉切除術
　を受けた。約 5 年間順調であったが，3 年前に転移性肺腫瘍と
　して再発。種々の治療が試みられたが，病勢の進行は食い止め
　られず，両肺には大小無数の転移巣があり，在宅酸素療法も検
　討されるような厳しい状況の中，気分が落ち込んで何も手につ
　かなくなり，心療内科へ紹介された。

　上記の事例の臨床疑問はどのように設定されるだろうか？
すこし考えれば分かることであるが，そこには複数の臨床疑
問を立てることが可能である。思いつくままに挙げてみよう。
「Ａさんの診断は何か？」，「Ａさんへの最良のサポートは
何か？」，「Ａさんの病気である再発肺腺癌に対する現時点で
の有効な治療は何か？」，「Ａさんの気分の落ち込みにどう対
処すればよいのか？」などである。しかし，このような臨床
疑問を，このままの形式で EBM のプロセスに乗せることは
できない。EBM のプロセスに乗せるためには，PECO の形式
で，一般的な疑問として定式化しなければならない。

　どのような臨床疑問を立てることが最も適切か，という問
いに答えることは難しい。この場面において，Ａさんという
患者の個別性と，診療科が心療内科であるというコンテクス
トを無視して臨床疑問を立てることは，実際上あまり意味が
ない。もしも，Ａさんが治療前の肺癌患者であって，診療科
が呼吸器科の外来，あるいは腫瘍内科の外来であるならば，
介入についての臨床疑問は，例えば以下のようになるかもし

46

れない。

第3章
EBM 的思考様式と批判的吟味——EBM のステップ（1）〜（3）

　臨床疑問の定式化例（1）
　P：再発性の肺非小細胞癌の患者に，
　E：ある治療的介入を行うと，
　C：介入を行わない，あるいは他の介入を行った場合に比較し
　　て，
　O：生命予後を改善させるか？

　しかし，上記のような臨床疑問は，すでに呼吸器科におい
て可能な治療が施行し尽くされた状態であること，気分の落
ち込みへの対処を期待されて，呼吸器科外来から心療内科外
来に紹介された患者であるということを考慮するならば，A
さんにとってあまり有益であるとは考えられない。
　Aさんの具体的なコンテクストに対応して，心療内科医で
ある私は，以下のような臨床疑問を定式化することができる
だろう。

　臨床疑問の定式化例（2）
　P：重篤な身体疾患を伴う，中年のうつ状態の患者に，
　E：ある治療的介入を行うと，
　C：介入を行わない，あるいは他の介入を行った場合に比較し
　　て，
　O：うつ状態を改善させるか？

　上記のような定式化は，介入（治療）という問題を扱って
いる。この臨床疑問をどのように次のステップに乗せるかと
いうことについては後程述べることにして，もう少し臨床疑
問の定式化の問題について考察してみよう。
　少し話は戻るが，例えば，臨床場面で最も普通の問いは「A

47

第1部
エビデンス

さんの診断は何か？」ではないだろうか。しかし，この問い
に，EBMが直接答えることはできない。では，「Aさんの気
分の落ち込みは，うつ病と診断できるか？」という問いに変
えてみてはどうだろうか。私達は通常，EBMの方法によっ
てうつ病を客観的に診断することができると信じているが，
それは本当に可能なのだろうか。「もちろん，それは可能だ。
DSM-Ⅳというエビデンスに基づいたマニュアルに従うなら
ば，Aさんが大うつ病に合致するかどうかを客観的に判断す
ることができる。これがEBMによる診断である」と考えて
いる人がおそらく多いのではないだろうか。しかし，このよ
うな思考プロセスは，実はEBM的思考ではない[2]。EBM的
思考様式（PECO）に従って，診断に関する問題を定式化する
ならば，以下のようになるだろう。

　臨床疑問の定式化例（3）
　P：重篤な身体疾患を合併した中年の患者において，
　E：DSM-Ⅳの診断クライテリアを用いると，
　C：うつ病のゴールドスタンダードとされる診断法と比較して，
　O：うつ病をどのくらいの感度，特異度（あるいは尤度比）で
　　診断できるか？

　もちろん，上記の臨床疑問に従って，ステップ2，3に進む
ことは可能だし，私達は何らかのエビデンス（DSM-Ⅳ診断
クライテリアのうつ病に対する感度，特異度についての情報）
を手に入れることができるだろう。しかし，この情報は，直
接Aさんの診断を決めてくれるわけではなく，私達が素朴に
期待しているものと，EBMが与えてくれる情報は大きく異な
っているということを知っておく必要がある。
　もう一つ考慮しておかなければならない大きな問題があ

48

第3章
EBM 的思考様式と批判的吟味──EBM のステップ（1）～（3）

る。EBM のプロセスに乗せることのできない臨床疑問は，臨床プロセスの中から無意識のうちに排除されてしまうおそれがあるということである。例えば，A さんという患者に向かい合った時，「このような重篤な状態にいる A さんにとって，病いの体験の意味（苦しみ）はどのようなものであるのか？」という問いが生ずる。このような問いに，これまでの EBM は答えることができなかった。

　A さんの感じている苦しみの総体は，おそらくは「A さんはうつ病なのかどうか？　そうだとしたらその対処法は何か？」という単純化された問いだけでカバーできるようなものではない。PECO として定式化できる問のみを，臨床上の問題として取り上げるという姿勢は，結果的に，A さんの実存的な苦しみ（病いの意味）から，私達の目を遠ざけてしまいかねない。

　しかし，繰り返し述べてきたように，最近の EBM はこのような，「病いの経験や意味」についても踏み込もうとしている。このような臨床疑問をどう定式化し，どのようにエビデンスを利用しうるかについては，今後の研究が必要であろう。

ステップ2：問題についての情報収集

　臨床的疑問が定式化できたら，次のステップは，その臨床疑問に対する答えを与えてくれる疫学的情報を検索するという作業になる。具体的には，集めるべき情報は，学術論文に載せられている研究結果ということになる。このためには，情報のデータベースをうまく利用する必要がある。データベースは大きく分けると，一次情報（論文そのもののデータベース）と，二次情報（一次情報からすでに専門家によって批

49

第1部

エビデンス

判的吟味がなされた二次資料のデータベース）の2種類がある。

　結論を先取りして言うならば，EBMを臨床現場において実践することが目的であるならば，情報の収集は二次情報データベースを利用することが現実的である。その理由は時間と労力の節約である。臨床現場においてEBMを行う目的は，何よりも目の前の患者に役立てるためである。そのためには，ステップ2，3にかける時間と労力をできるだけ節約し，患者との対話であるステップ1，4に十分な時間と労力をかける必要がある。もちろん情報の批判的吟味の基本を理解しておくことは必要であるが，そもそもエビデンスとは，臨床実践における絶対的な結果を保証する性質のものではないため，基本的な幾つかのポイントさえしっかりと理解しておくならば，統計学的な細かい知識を全て身につけておく必要は臨床家にはないとも言える。

　近年の二次資料は，扱う情報の量が多く新しい情報を頻繁に書き加える必要があることから書籍としての提供が困難であり，ほとんどが電子媒体（オンライン）として提供されている。一方で従来の書籍型教科書もエビデンスを意識した記述が多くなり，購読者はオンラインで本文や最新の追加文献を閲覧できるなど，二次資料データベースとの境界が曖昧になってきている。

　ネット上にはさまざまな二次資料集があるが，大きく分けて，①あらゆる領域を網羅した電子教科書タイプ，②厳選した論文に批判的吟味を加えたもの（ジャーナルクラブ）やレビュー，ガイドライン集，③短時間に閲覧できるクイック・リファレンス集の3タイプに分けられる。①は情報量が膨大で，じっくり読むのに適しているが，短時間で必要な情報を

50

第3章
EBM 的思考様式と批判的吟味──EBM のステップ（1）～（3）

探しあてて読み込むには多少煩雑な面がある。②は論文の質は高いが，厳選されている分，カバーする領域に偏りがある。③は外来や救急などの現場で一瞥するのに適しているが，common disease が主体であり，稀な疾患や病態に関する記述は乏しい傾向がある。

　スマートフォンやタブレット型コンピュータなどの情報端末機器の発達と高速ネット環境の整備により，現在ではいつでもどこでも最新のエビデンスに触れることが可能となった。オフラインで利用可能なデータベースもあり，場面に応じて使い分けるのが一般的になっている（じっくり勉強するにはデスクトップ・パソコンで①を，臨床現場では携帯端末で③を，臨床疑問の有無に関わらず知見を増やしたり，ガイドラインを調べたりするには②を閲覧する，など）。

　二次資料データベースのほとんどが有料であるが，一般向け検索エンジンも有用な情報収集ツールである。二次資料にあたる以前の漠然とした疑問や専門用語の解説などの多くは Google で解決できる。また Google Scholar は学術論文に限定した検索が可能で，PubMed に登録されていない分野の論文も検索・閲覧できる。（日本語の二次資料集も増えつつあるが現状では，ほとんどは英語であり，ユーザーは基本的な英語読解力と，エビデンスをどう利用するかの判断力が必要である。）

1）電子教科書（キーワード検索で容易にヒットするので URL は省略した；以下同様）

　MD consult：エルゼビア社が発行する 80 以上のジャーナル，50 冊以上の定番教科書（Cecil 内科学，Nelson 小児科学等），50,000 点以上の画像，1,000 以上のガイドラインが串刺し検

51

第1部
エビデンス

索できる，総合電子図書館とも言えるオンラインサービス。
UpToDate：エビデンスに基づいた電子教科書。エビデンスのない分野には recommendation が記されている。画像や図表も豊富で，参考文献は Medline 抄録まで閲覧できる。

2）ジャーナルクラブ，レビュー，ガイドライン集

The Cochrane Library：The Cochrane Collaboration による，システマティック・レビューを集積したデータベース集
ACP Journal Club：米国内科学会（ACP）が年6回発行する Journal Club。トップジャーナルに掲載された EBM に関連した論文を厳選し，評価を加えて掲載。
CMEC ジャーナルクラブ：ACP と同様のコンセプトに加え，医学中央雑誌収載の日本語論文も対象とし，EBM 学習支援も行う，日本語による論文要約の閲覧サービス。
医療情報サービス Minds：（財）日本医療機能評価機構が運営する医療情報サイト。国内のガイドラインと関連する文献の構造化抄録が閲覧できる。
Clinical Evidence：BMJ Publishing Group が発行する，問題志向型のエビデンス集。治療についての Evidence が明確に書かれている。

3）クイック・リファレンス集

DynaMed：画像はないが，項目別に箇条書きされた電子教科書。簡潔な記述で読みやすい。情報は毎日更新されている。オンライン，オフラインでの利用可能。
Best Practice：鑑別診断，治療，予防，疾患の主要ポイントをコンパクトにまとめた電子教科書。

ステップ3：得られた情報の批判的吟味

従来の EBM の教科書は，このステップ3の説明にその大部分が当てられていた。これらは，結局のところは，臨床研

第3章
EBM 的思考様式と批判的吟味——EBM のステップ（1）〜（3）

究論文の読み方と，そのために必要な統計学的知識の解説である。Sackett らの教科書を始めとして，この目的のための優れた翻訳書や本邦の専門家による解説書が多数発行されている [1, 5-8]。そのうち 1 冊を精読すれば，この基本知識を身につけるには十分なので，本書の読者はぜひそれを実行してほしい。

エビデンスの優れた二次資料群に載せられている情報は，すでに専門家による批判的吟味に耐えたものである。しかし，そこで用いられている批判的吟味のためのツールを最低限理解していないと，二次情報を理解することもできない。本節では最低限理解しておくべき，批判的吟味の考え方について，筆者なりの理解を述べたい

ある研究論文が，エビデンスとして有益であるかどうかを見分けるための基本的なポイントは大きく分けて 2 つあり，その第 1 は研究法の妥当性の吟味であり，第 2 は研究結果の重要性の吟味である。

1）その研究は方法論的に妥当であるか？

この疑問の答えは，当然のことながら，PECO で形式化された臨床疑問の種類に応じて変わる。治療に関する研究では RCT，予後・リスクに関する研究ではコホート研究（時には症例対照研究），診断に関する研究では横断調査がそれぞれ最も価値の高い研究法である。RCT，あるいは複数の RCT のメタアナリシスが最もエビデンスの価値が高いというのは，あくまでも治療的介入に関するエビデンスを評価する時のことである。

臨床的疑問が治療的介入であるという場合に限って言えば，無作為割付された対照群との比較が行われていない研究

53

第1部
エビデンス

は，エビデンスとしての価値は甚だしく低い。その臨床疑問についてのRCTが存在しない場合に限って，その他の研究も参考にするということになる。なぜ，RCT以外の研究のエビデンスの価値が低いのかと言えば，それは，介入で得られた効果が「その治療そのもの」によるかどうかが分からず，その治療効果を一般化することができないからである。ここで，「その治療が目の前の患者に有効であったか」という問いと，「その治療効果は一般的と言えるか」という問いを混同してはいけない。後者の問いに答える，理論上最も有効な研究法がRCTだということなのである。

治療効果についてのRCTの妥当性を判断するポイントとして重要なものは，結果の解析においても無作為割付がなされているか（ITT：intention to treat解析がなされているか），患者と治療者の双方に対して盲検化がなされているか，介入以外の治療が等しく行われているか，両群の背景に差がないか，等である。

2）その研究結果は臨床的に意味があるか？

研究法そのものが妥当であっても，目の前の患者に臨床応用するためには，その結果が本当に臨床的に意味があるのかという評価が重要である。ここでは，治療的介入に関する論文を例にとって解説する。この結果の吟味には，大きく2つの要素がある。

その第1は，得られた結果が偶然ではないのかという点についての吟味である。つまり，結果が統計学的に有意かどうかということである。この評価のためには，一般にはp値と95％信頼限界が用いられる。p値は一般に，$p < 0.05$というように表され，これは，その結果が偶然に起こる可能性が5

％以下であるということを意味している。しかし p 値は，その結果の重要性を示すものでは全くないということに注意が必要である。また，統計的な有意性は，サンプルの数が多くなればなるほど検出しやすくなる。非常に多数の参加者による大規模臨床試験は，小さい効果の差を統計的に検出するために有利である。しかし，適切な研究デザインの質が確保されている場合，少ないサンプルで有意差が証明できるということは，対照群との効果の差がはっきりしているということであり，サンプル数が大きいことは，必ずしもその研究結果の重要性を意味しない。

　その第2は，効果の大きさについての吟味である。要するにその治療的介入がどのくらい効果があるのかという評価である。この表現には大きく分けて，相対評価と絶対評価があり，臨床上の効果を正しく推定するためには，この両面からの評価が必須である。

　前者の指標として最も良く用いられるのは，相対リスク（RR）と相対リスク減少（RRR：1 － RR）である。「この治療をすると，合併症が70％になります」は RR，「この治療をすると，合併症が30％減ります」が RRR である。この場合，合併症が10％から7％に減る場合も，1％から0.7％に減る場合も，RR，RRR は同じに表現されてしまう。

　絶対リスク（AR）の評価には，絶対リスク減少（ARR）と，NNT（needed numbers to treat：治療必要数＝1／ARR）がよく用いられる。NNT は，1人のリスクを減少させるために，何人に治療的介入する必要があるかを示す指標で，絶対的な治療効果の指標として分かりやすいためによく使われる。

　架空の例を示して考えてみよう。これまでに心血管合併症を起こしたことのない，血清総コレステロール平均240 mg/

第1部
エビデンス

dl の被験者 2,000 名を，無作為に 1,000 名ずつにわけ，コレステロールを低下させるための A という薬物を 5 年間服用してもらったとする。介入群では 20 名の心血管合併症があり，対照群では 30 名であったとすると，RR は 0.67，RRR は 0.33 となる。つまり，「A という薬を服用してもらうと，5 年間の合併症を 30%以上減らす」ということができる。

ところが，これを NNT で表現するならば，1,000 名の被験者において，対照群より 10 名の合併症を減らしているので，ARR は 0.01 で，NNT = 1/0.01 = 100 となる。これを言い換えると，「100 人に 5 年間 A という薬を投与すると，1 人だけ合併症が予防され，99 名の運命は変わらない」と表現できる。

相対リスクの指標と絶対リスクの指標による表現では，このように説明を受ける者にとってのインパクトが著しく異なる。一般に，相対リスク指標では介入の効果が強調され，絶対リスク指標では対費用効果や副作用などについての懸念が強調される傾向がある。したがって，その薬物の開発者や製薬メーカーなどは，相対リスク指標を強調する傾向があり，時には論文に絶対リスク指標を提示しないことさえある。それに対して，医療費削減や薬害防止などに関心のある研究者や公的機関は，絶対リスク指標を強調する傾向がある。しかし，RRR も NNT も，もとは全く同一のデータから導き出されたものであるということを忘れてはならない。このように，同じ客観的なデータが，その解釈や表現によって，全く違ったインパクトを与えるという事実を明確に認識する必要がある。このことは，次のステップである，エビデンスの患者への適用においても，十分に考慮しなければならない重要なポイントである。それについては次章ステップ4の解説におい

第3章
EBM的思考様式と批判的吟味——EBMのステップ（1）〜（3）

て詳しく述べたいと思う。

3）メタアナリシスと効果量（effect size）について

　EBMの実践において利用されるエビデンスは，治療的介入に関するものがおそらく一番多い。治療的介入による効果のエビデンスを得るために最も質の高い研究法は，RCTとそのメタアナリシスである。近年，医療の主要な分野において質の高いエビデンスが数多く作られるようになり，その多くは複数のRCTのメタアナリシスとして報告されている。その結果，どのような介入法が有益であるかの判断をするためには，メタアナリシスの論文を読む必要があるとことが多くなった。メタアナリシスを行うことの大きな利点は，複数の研究を統合して統計解析を行うことによって，サンプル数を十分に大きくすることができるので，検定力（有意査を見つけ出すパワー）が増すということである。しかしこのことは，前節で述べたように，臨床的にはほとんど意味のない小さな効果の差を「有意」として検出してしまうという問題を生ずる。そこで，多くのメタアナリシス研究においては，p値に加えて，効果量（effect size）という指標が提示される。効果量は，サンプル数とは無関係に，2群間にどのくらいの差があるかを示す指標である。

　効果量の指標として最も良く用いられるCohen's dは，グループごとの平均値の差を標準化したものであり，一般には，Cohen's dの値が0.2付近において効果量は小さいとみなされ，0.5付近では効果量は中等度とみなされ，0.8以上において効果量が大きいと見なされる。効果量という言葉は，臨床的な効果そのものを現わすと誤解されやすいが，厳密に言えばそうではなく，あくまでも介入群と対照群の統計的データ

57

第1部
エビデンス

の差が大きいか小さいかを，サンプル数に影響されずに示す
ものである。ある介入法が臨床的に有効であるかどうかの解
釈には，実は定説はないのだが，一般には Cohen's d が 0.5
以下の場合には，臨床的有用性が疑問視されることが多い。

第4章

臨床判断の共同構成

—— EBM のステップ（4）〜（5）

はじめに

　前章では，EBM の臨床現場での実践におけるステップ1か
ら3までを解説した。ここまで述べてきた実践の手順につい
ては，EBM の教科書を読めば必ず書かれていることである。
特にステップ2と3は，EBM のもっとも EBM らしい部分で
あり，基本的な理解には，多くの専門家の間で差はないと思
われる。

　しかし本章で解説を試みる EBM のステップ4と5につい
ては，若干状況が異なる（少なくとも筆者はそう思っている）。
特にステップ4（得られた情報の患者への適用）は，EBM 実
践の中核的なステップであるが，それをどのように具体的に
行うのかということについては，必ずしもはっきりしない点
が残されている。本章では，かなり大胆に筆者独自の考え方
を示しながら解説してみたい。

ステップ4：得られた情報の患者への適用

　「EBM とは何のために行われるのか」という基本的な問題
に立ち返るとき，得られた情報（evidence）の患者への適用
（application）とは，そもそも具体的には何を意味しているの
かということが問題になるだろう。このことは，医療の根幹

第1部

エビデンス

にかかわる2つの大きな議論に関係している。その1つは，「医療者と患者の関係をどう考えるのか」ということであり，もう1つは，「医療において一般的な知識を個別実践に応用するということはどういうことなのか」という問題である。

1）医療者と患者の関係：パターナリズムからパートナーシップへ

結論を先取りして言うならば，現代医療における医療者－患者関係のあり方は，「パターナリズム（父権主義）からパートナーシップ（協働関係）へ」という標語によって，最も適切に表現されると思われる[1]。旧来の医療観では，医療者と患者（およびその家族）との間には，知識情報量に圧倒的な差があるとされ，専門家である医療者がそれらの知識や情報を用いて最適な判断を下し，それを患者に当てはめる（応用する）のが正しい医療であると考えられて来た。しかし近年このような医療観は，パターナリズム（父権主義）として強く批判されている。もちろん，専門家に責任と倫理が伴うことは当然であり，その必要がないということではない。しかし少なくとも，患者あるいは家族の意向を無視して医療は成り立たないという認識は，間違いなく時代の趨勢である。患者・家族とのパートナーシップを最大限に尊重するという方向性が，医療において必須のものとされていることには疑いがない。

それに加えて，EBMという方法論それ自体が，専門家と非専門家の間の知識格差を少なくすることに貢献している。EBMが重視するエビデンスとは，難しい学問的な専門知識ではなく，「それは実際に役に立つのか」という疑問に対する答えとしての，ある意味シンプルな情報である。公表されてい

60

る論文や二次情報の評価の基本さえ理解すれば，必ずしも医師や医療者でなくともエビデンス情報を理解し利用することが可能である[2]。そうすると，エビデンス情報を医療者が独占し，エビデンスに基づく方針の決定を医療者のみの仕事と考えること自体が，EBMの目指すところに反しているということになる。

このような考え方に従うならば，EBMのステップ4は，単なる「エビデンスを患者にあてはめる作業」ではない。そうではなくて，ステップ4は，「医療者と患者（家族）が協働して，エビデンス情報を利用しつつ，臨床決断を共同構成する作業（shared decision making）」として定義されるだろう。医療を「医療者と患者との対話の場」と考えるNBMの観点から言えば，EBMのステップ4は，NBMの実践の一つの好例であると言える[3]。

2）一般的な情報を個別の実践へ適用すること

前章まででくりかえし強調してきたように，一般的な知識を個別の臨床実践においていかに利用するかということは，簡単な問題ではない。医療とは，複雑に絡み合った複数の出来事が次々と生起する時間の流れを伴うプロセスであり，個々の実践の過程は決して完全には予測できない。私達が知りたいのは，その特定の患者の近未来に何が起こるかということであるが，エビデンスが与えてくれるのは，あくまでも確率論的な蓋然性の情報である。エビデンスを確実な未来予測を与えてくれるものと盲信する態度は，むしろ医療に混乱をもたらす。

しかし，だからといって，「この治療法があなたに効く確率は50％です」とか「あなたが1年後に生きている確率は20

第1部

エビデンス

％です」とかいう数字だけを提示されたとしても，患者にとっては何も告げられていないのと同じではないだろうか。それが自分にとって何を意味しているのかを理解することは容易なことではない。実はそれは医療者にとっても同様である。

　この難しい問題に一つの解決の示唆を与えるものとして，著名な進化生物学者であり，エッセイストでもある，Gould SJ のエッセイ「The Median Isn't the Message（中央値は神のお告げではない）」から引用してみよう[4]。

　ハーバード大学の進化生物学の教授であった Gould は，40歳のころ，悪性腹膜中皮腫に罹患していることが分かった。主治医が彼の疾患の予後について説明してくれなかったため，彼は自力で文献検索を行い，自分の病気についてのエビデンスを手に入れた。その結果は衝撃的なものだった。「悪性中皮腫に根治的な治療法はなく，生命予後中央値は 8 カ月」。これが，彼が手に入れた情報の結論であった。

　通常このような情報は，患者を精神的に打ちのめし，患者の気力を奪うだけではなく，闘病姿勢に影響を与え，もしかすると免疫機能にも悪影響を与えるかもしれない。しかし，Gould は自身の経験から，以下のように述べている。

　「『予後中央値が 8 カ月』であるということは，私達の常識的な言葉では何を意味するのだろうか？　統計学の訓練を受けていない人の多くは，その文章を『私はおそらく 8 カ月のうちに死ぬだろう』と解釈すると思われる。まさに，この結論こそが，絶対に避けなければいけないものなのだ。その理由は 2 つある。1 つは，その結論はそもそも誤りであるからであり，もう 1 つは，このような結論は闘病の姿勢に悪影響を与えるからである…（中略）…予後中央値 8 カ月と知った時，私の最初の知的な反応は，『結構じゃないか。半分はそれより長く生きるということ

だ。私が長い方の半分に入るチャンスがあるとしたら，それは何だ？』であった。私は1時間あまり，必死で文献を読み，最後にほっとしながら結論した。『上等じゃないか』と。私は若いし，比較的早期の段階で病気が見つかり，国内で最高の治療を受けるだろう，とあらゆる点で長く生きる可能性を示唆する特徴を有していた」[4]

　Gould はその後20年以上，精力的に研究と著述活動を継続し，優れた著書を多数遺して，近年惜しまれつつ死去した。もちろん，悪性腹膜中皮腫で20年以上生存するということは，現代においても稀なことである。しかし，「生命予後中央値8カ月」というエビデンス情報をどう解釈するかということは，その患者を支援する医療者にとって重要であるだけではなく，なによりも患者当人のその後の運命にさえ影響するということをこの逸話は教えてくれる。

3）ステップ4の具体的な方法

　ステップ2，3において得られたエビデンス情報を，目の前の患者に適用するために必要なチェック事項をSackettは，以下のようにまとめている[5]。

　①この結果が適用できないほど，自分の患者がその試験の患者
　　と大きく異なっているか。
　②自分の診療環境でその治療は実施できそうか。
　③その治療による，患者の利益や害はどの程度と考えられるか。
　④避けようとしているアウトカムや，行おうとする治療法に対
　　する，患者の期待はどうか。

　上記の項目を検討することは，ステップ4において必須のことである。このうちで，①～③については，患者との対話

第1部

エビデンス

に入る前に，医療者の間で十分に検討しておくことで対処できるだろう。しかし，④の「患者の期待や希望」については，患者との対話抜きにそれを把握することはできない。そしていったん対話が始まってしまえば，その対話を「とりあえずどのような方針を選択するのか？」という臨床決断の過程と切り離して考えることは，むしろ不自然であろう。そこで，ステップ4の過程を，①医療者によるエビデンス情報についての解釈の段階と，②医療者と患者の対話によるエビデンスを利用した臨床決断の段階の，2つのステップに分けて考察してみたい。

①エビデンス情報の解釈の多様性

エビデンスの情報は，原則として統計学的な意味を持った数値として表現される。しかし，その数値が当事者にとってどのような意味を持つのかは，一律に決まっているわけではない。数値は解釈されてはじめて，実質的な意味を持つ。そして正しい解釈の仕方は，決して一つではなく原則として複数であり得る。ステップ3でもすでに触れたが，このことが最も典型的に現れるのは，治療的介入の有効性を表現するための相対的指標と絶対的指標においてである。

名郷[6]は，収縮期高血圧患者への降圧治療の効果の大規模研究であるSHEP試験の例を引いて，このような問題を分かりやすく説明している。筆者なりの理解を付け加えながら引用してみたい。この試験のPECOは，以下のようにまとめられる。

P：高齢者収縮期高血圧患者に，
E：降圧剤を投与すると，
C：投与しないのと比べて，

第4章
臨床判断の共同構成——EBM のステップ（4）〜（5）

O：脳卒中が減少するか？

　得られたエビデンスを，相対指標および絶対指標で表現すると以下のようになる。

RR（相対リスク）　0.64　（0.5-0.82）
RRR（相対リスク減少）　0.36　（0.18-0.5）
NNT（治療必要数）　33.3　（23-63）

　上記の数値の解釈としては，以下のような多様な表現が可能である。

「5 年間降圧薬を服用すると脳卒中が 36％減ります」
「5 年間降圧薬を服用しても，脳卒中は 36％しか減りません」
「治療しないと，8.2％が脳卒中になります」
「治療しても，5.2％が脳卒中になります」
「治療すれば，94.8％は脳卒中になりません」
「治療しなくとも，91.8％は脳卒中になりません」
「33 人が治療を受けると，1 人の脳卒中が予防できます」
「33 人中 32 人は，無駄に薬を飲むことになります」

　重要なことは，上記のどれもが，同じ数値から導き出された正しい（少なくとも嘘ではない）解釈であるという事実である。もちろん，上記のどの表現を採用するかによって，そのメッセージを受け取った患者のインパクトは著しく異なるだろう。しかしそれ以前に，上記のような多様な記述が全て同じことを意味していることに気づけば，医療者自身の考え方そのものが変わってしまうだろう。名郷は，「このことを意識するようになってから，『この薬を飲まないと脳卒中になっ

65

第1部

エビデンス

てしまいますよ！』という脅しをしなくなった」と率直に述べている [6]。

②医療者と患者の対話によるエビデンスを利用した臨床決断の技法

ステップ4の後半を「医療者と患者（あるいは家族）との対話のプロセス」と考えれば，そこにおいて医療面接（medical interviewing）の技法が使えるのは当然のことであろう。ここでは，拙著『はじめての医療面接』[7] において整理されている「積極技法」を，このステップに応用することを考える。「積極技法」とは，主として医療者から患者への説明と教育を行うための技法である。これらの技法を有効に用いるためには，「かかわり行動」，「基本的な傾聴の連鎖」と呼ばれるコミュニケーションの基礎となる技法群が十分に使いこなせることが前提でとなる。これらの詳細については，拙著を参考にしてほしい。以下に，医療面接における積極技法のうちで，特に EBM のステップ4に有効であると思われる技法を列挙し，解説する。

（a）情報提供「○○によれば，こうなっています」

「情報提供」の技法は，エビデンス情報を患者との対話に利用するための，最も直接的な技法である。情報提供は，「コメント」や「見解」とは異なっており，あくまでも客観的に確認可能な情報を伝えることである。単に情報の内容や結論を伝えるだけではなく，情報の出所を明確にして，必要があれば患者や家族がその情報源に直接アクセスできるようにすることが望ましい。例を挙げれば以下のようになるだろう。

「2004年に発行された，クリニカル・エビデンスの日本語版 [8] には，『セント・ジョーンズ・ワートというハーブの一種は，軽

第4章

臨床判断の共同構成──EBM のステップ（4）～（5）

度から中等症のうつ病性障害に対して効果がある可能性が高い』
というエビデンスが記載されています」

「複数の系統的なレビューの結果から，急性腰痛の時には，安
静にしているよりも，普通に活動することを続けている方が，治
りが早いということが分かっています」

（b）説明「△△とは○○ということです」

「説明」という言葉が意味する概念は幅広いが，臨床場面
で最も重要な「説明」の機能は，専門的で分かりにくい概念
を，当事者に分かるような表現に翻訳することである。上記
の例で言えば，○○にあてはまる表現は，常に△△より分か
りやすく，目の前の対話者に理解できるような表現でなけれ
ばいけない。例としては以下のようなものが挙げられるだろ
う。

「慢性腰痛とは，腰や下肢の痛みが3カ月以上続く時にそう呼
びます。急性の腰痛のうち，慢性になるのは2％から7％と言
われています」

「この治療法の治療必要数（NNT）は4です。ということは，
4人の人が治療を受けると，1人の方に効果が期待でき，3人の
方は治療してもしなくとも結果は変わらないということです」

（c）論理的帰結「○○を選択すればこうなり，△△を選択
すればああなるでしょう，あなたはどう思いますか？」

いわゆる，インフォームド・コンセントの際に，最もよく
使われる技法である。複数の選択肢を提示し，その一つ一つ
について，選択したときのメリットとデメリットを検討して
いく。この技法を用いるとき最も重要な点は，「あなたの問題

67

第1部
エビデンス

ですから，あなたが勝手に決めて下さい」という態度をとることではなく，「一緒に考えて行きましょう」という姿勢を堅持することである。以下のような説明になるだろう。

　「あなたの現在の状態は，中等度のうつ状態だと思われます。治療の選択肢はいろいろありますが，大きく分けると，お薬で治療する方法と，心理療法を受けていただくという方法があります。どちらも期待できる効果は同じくらいです。お薬の効果が現れるには2週間から1カ月くらいかかり，人によっては飲み始めた時に，吐き気などの副作用が出ることがあります。最近のお薬は眠気などは少なくなりました。通常6カ月くらいお薬を続けてもらう必要があります。心理療法の方は，認知療法という方法のエビデンスが一番はっきりしています。副作用は特にありませんが，治療者との相性ということはあり得ると思います。残念ながら私の病院には認知療法の専門家がいませんので，別の施設に紹介状をお書きするということになります。どうされますか？」

（d）自己開示「私は○○だと思います」，「私は△△をお薦めします」

　エビデンスが自動的に治療方針を決めてくれるわけではないし，患者や家族には「医療者に決断をまかせたい」という人もまだまだ多い。このことは，患者の自己決定権を尊重することと必ずしも矛盾しない。「医療者を信頼してまかせる」という決定も，患者や家族にとっての立派な一つの自己決定である。「先生はどう思われますか」という質問をされることは，医療現場では結構多い。その時に逃げたり，突き放したりする態度をとると，医療者－患者間の信頼関係を損なうことになる。

　このような時に最も役に立つ技法は，「自己開示」である。

第4章
臨床判断の共同構成——EBM のステップ（4）～（5）

「あなたはこうすべきだ」という「あなたメッセージ」ではなく，「私はこう思います」という「私メッセージ」を用いることが効果的である。「私メッセージ」は，医療者が責任を引き受ける姿勢を示すと同時に，「私はこう考えますが，あなたも私と同じように，あなた自身の考えを主張してよいのです」という，患者を尊重する姿勢を伝えることにもなる。

　患者「先生はどちらの方が良いと思いますか？」
　医療者「あなたの現在の状態ならば，手術を選択することも，放射線治療を選択することも，どちらも間違いとは言えないと思います。しかし，私の個人的な意見としては，まず放射線治療を行ってみて，もし効果が不十分ならばその時点で手術を選択しても遅くないと思います。私が今話したような考えについて，あなたはどう思われますか？」
　患者「先生におまかせします」

　自己開示の技法が有力なもう一つの理由は，選択できるエビデンスが少ない，あるいはほとんどない場合にも，対話を続けることが可能になるということがある。架空の例を示す。

　患者の家族「うちの娘は，どんどんやせてくるし，このままだと死んでしまうのではないかととても心配なのです。入院させなくてよろしいのでしょうか？」
　患者「私は入院するのは絶対にいやです」
　医療者「エビデンスを調べますと，お嬢さんの病気（神経性食欲不振症）の場合，生命に別状さえなければ，入院治療でも外来治療でも，病気の予後は変わらないということが分かっています[9]。私の考えでは，お嬢さんは今すぐに入院しなければ命にかかわるという状態ではありません。よろしければ，しばらく外来に通っていただいて，もし万一命にかかわる状

第1部

エビデンス

態だと私が判断した時は，また相談させていただくということではどうでしょうか？」

患者「私はそれでいいです」

患者の家族「先生がそうおっしゃるのなら，私どももそれで結構です」

医療者「お嬢さんの病気には，特別の治療が有効だというエビデンスは，今のところ残念ながら分かっていないのですが，あせらずにじっくりとやっていけば，70から80％の人は，良くなるか少なくとも改善するということが分かっています。私としては，気長におつきあいしたいと思いますので，外来にしっかり通っていただけるとうれしいです。それでいかがですか？」

患者・家族「はい。よろしくお願いします」

ステップ5：これまでの実践の評価

　有名なEBMの5つのステップの最後であるが，このステップ5で，具体的に何をするのかということは意外と分かりにくい。このためEBMの教科書によっては，ステップ5を省略してしまい，ステップ4で終わってしまっている例もある[10]。しかしEBMを，一般的な情報を利用した個別の医療実践のプロセスであると考えれば，ここまでのステップ（実践）の全てが評価の対象になるという考え方が妥当であると思われる[5,6]。

　またもう一つの考え方として，個別の臨床実践の振り返りから新たな臨床疑問を浮かび上がらせ，それを解決するための臨床疫学的な新たな研究（RCTなど）を計画するということが考えられる。これは，エビデンスを作る→伝える→使うという，エビデンスの利用のプロセスを一方通行のものとするのではなく，循環するサイクルとしてシステム構築しよう

第4章
臨床判断の共同構成──EBMのステップ（4）～（5）

という考え方であり，これはこれで有意義と思われる。

　もう一方で，EBMはあくまでも個別の医療実践であるから，その実践の評価は，未来の個別実践に役立つ知識として明示化され，継承されるべきであるという考え方も成り立つだろう[11]。そのような方法論としては，EBM実践そのものについての事例研究や質的研究が考えられるが，このような評価法・研究法の開発については，今後の課題であろう。

第2部
ナラティブ

第5章

NBM とは何か

はじめに

　前章までは4章にわたって，EBM について筆者自身の見解を含めて解説してきた。EBM が医療界を席巻してからすでに20年以上が経っているが，EBM への誤解はまだまだ多い。EBM は科学一辺倒の非人間的な医療では決してなく，むしろその対極に位置する。また EBM は，どのような場合にも当てはまる万能の診断手順や治療法を提供するものではなく，むしろ個別の医療実践における不確実性，不確定性を明らかにする。EBM は臨床判断に利用できる一般的情報源を整備し，専門家はもちろん専門家以外の市民にもその情報へのアクセスを提供することにより，父権的（パターナリスティック）な医療に挑戦し，医療者と患者（家族）による協働的（コラボレーティブ）な医療のあり方を促進する。

　第3，第4章で述べたように，EBM 実践のステップ1とステップ4においては，臨床疫学だけではカバーできない「医療者と患者の対話」が必要とされる。もちろんこれまでの EBM がこのような「対話の重要性」を無視してきたわけではないが，EBM 普及の初期においては，ステップ2と3の臨床疫学的情報の検索と批判的吟味のみが EBM であるかのように誤解される傾向があったことも事実である。

　本章からは，EBM の普及の後を追うようにして医療界に浸透しつつある，物語と対話に基づく医療（Narrative Based

75

第2部
ナラティブ

Medicine; NBM）の理論と実践について概説したい。NBM は主として，英国の一般医（General Practitioner; GP）によって提唱されたムーブメントであり，その主な提唱者は同時に EBM の専門家でもあった[1]。NBM は，EBM の過剰な科学性（その多くは誤解に基づくものであるが）に警鐘をならすが，決して EBM を否定するものでも，それに対抗するものでもない。むしろ NBM は，患者中心，人間中心の医療を実現するために，EBM とともに車の両輪として機能するものである。

1．NBM の定義

NBM に必ずしも一つの確立した定義があるわけではないが，筆者らは NBM を，「『患者が主観的に体験する物語』を全面的に尊重し，医療者と患者との対話を通じて，新しい物語を共同構成していくことを重視する医療」であると考えている。さらにこれを，もう少し詳しく表現すると，「病いを，患者の人生という大きな物語の中で展開する一つの『物語』であるとみなし，患者を『物語を語る主体』として尊重する一方で，医学的な疾患概念や治療法もあくまでも一つの『医療者側の物語』と捉え，さらに治療とは両者の物語をすり合わせる中から『新たな物語』を創り出していくプロセスである，と考えるような医療」ということになる[2]。この定義は，もともとは Greenhalgh ら[1]が描写した，一般医療（general practice）におけるナラティブ・アプローチの特徴（表1）に基づくものである。それをさらに簡単にまとめると，①物語としての病い，②主体としての患者，③多元性の容認，④線形因果論の非重視，⑤治療としての対話，となる。

この NBM の特徴は，近代医学の常識（モダンな医療論）とは対立するものである。近代医学は，①病気とは生物学的な

第5章
NBMとは何か

表1　一般医療におけるナラティブ・アプローチの特徴

①「患者の病い」と「病いに対する患者の対処行動」を，患者の
　人生と生活世界における，より大きな物語の中で展開する「物
　語」であるとみなす。

②患者を，物語の語り手として，また，物語における対象ではな
　く「主体」として尊重する。同時に，自身の病いをどう定義し，
　それにどう対応し，それをどう形作っていくかについての患者
　自身の役割を，最大限に重要視する。

③一つの問題や経験が複数の物語（説明）を生み出すことを認め，
　「唯一の真実の出来事」という概念は役に立たないことを認め
　る。

④本質的に非線形的なアプローチである。すなわち，全ての物事
　を，先行する予測可能な「一つの原因」に基づくものとは考え
　ず，むしろ，複数の行動や文脈の複雑な相互交流から浮かび上
　がってくるもの，とみなす。

⑤治療者と患者の間で取り交わされる（あるいは演じられる）対
　話を，治療の重要な一部であるとみなす。

異常（疾患＝ disease）であると考え，②患者を診断され治療
される「対象」であると考え，③病態生理や治療理論には唯
一の正しいものがある（少なくとも未来にはそれを知る可能
性がある）と考え，唯一の科学的真実の追究を重視し，④疾
患や医療上の問題は，原則として原因－結果という線形因果
論で説明できると考える。そして何よりも，⑤対話はあくま
でも，患者を診断したり治療したりするための手段であり，
対話そのものは治療ではない，と考える。このような近代医
学の常識に，NBMは真っ向から挑戦する。このようなNBM
の基本姿勢は，ポストモダン医療論の一つとして理解される
ことが多い[3]。

77

第2部
ナラティブ

2．NBM の特徴

　前項で述べた，NBM の特徴について，もう少しかみ砕いて説明してみたい。まず，「病い」を患者の人生という大きな物語の中で展開する一つの物語であるとみなす，ということであるが，ここで用いられている「病い」という言葉は，「疾患」と対比的に用いられる言葉であり，これは医療人類学によって定義された表現である[4]。われわれが一般に病気と呼んでいるもの——例えば糖尿病とか脳梗塞とか膵臓癌といったようなもの——のうち，客観的に観察でき，証明でき，共有できる側面を疾患と呼ぶ。糖尿病を例にとれば，血糖値が 230 mg/dl である，ヘモグロビン A1c が 12 mg/dl である，足に壊疽が起こってきた，といったことは客観的に観察可能であり，それは糖尿病の疾患の側面であると言える。

　しかし，糖尿病という病気には別の側面がある。それは主観的，経験的な側面である。例えばある糖尿病の患者が以下のように語ったとする。「最初のうちはまったく症状がなくて，なんだかのどが乾くだけで軽く考えていたけれども，途中からだんだんひどくなってきて，最近はインスリンとかを打たなきゃいけなくなって，うちのおじいちゃんも，やっぱり糖尿病でインスリンを打たなきゃならなかったという話を聞いたけれども，打ち始めたらすぐ死んだよ」

　インスリン注射はもちろん糖尿病の治療であるが，その患者にとってインスリンを注射するということは，「おれも，祖父のように死ぬのか」という意味をもった物語として受け取られているのである。この場合，「あなたにはインスリン治療が必要です」ということを医療者が告げることは，その患者に強い不安をもたらすかもしれない。その結果，患者はイン

78

スリン治療を拒否するかもしれないが，それは単に「病識の
ない患者」ということで片づけられるようなものではないと
いうことが分かる。

　このように，ある特定の病気についての主観的な体験とい
うものは，個々の患者によって全く異なっている。同じ病気
が，その人にとってどのぐらい苦しいのか，どのような不安
をもたらすのか，ということは，個々の患者によってみな異
なっており，それを客観的に証明することは難しい。このよ
うな個別の患者が体験している病気の主観的な側面を「病い
＝ illness」と呼び，医療者が患者の「病い」を医学的に解釈
して構成したもう一つの物語である「疾患＝ disease」とは区
別して理解することを医療人類学は提唱しており，NBM はそ
の考え方を採用する。

　もちろん，illness と disease という別々の“もの”があると
いうわけではない。病気という体験の 2 つの側面を分けて理
解しようとするのである。そして，NBM は病気における病い
の側面に主に焦点を当てる。決して疾患を無視するわけでは
ないが，疾患に関しては，今までの科学的な方法論，あるい
はエビデンスの方法論で扱うことができるので，NBM はあえ
て病いの方に焦点を当てようという態度をとる。病いは患者
さんの主観的な苦しみであり，それは語られるものであり，
聞かなければわからないものである。

　もう一つ NBM が重要視することは，イルネス・ナラティブ
（病いの物語）は患者にとって非常に大切な物語ではあるのだ
が，患者は病いの物語だけを生きているわけではないという
ことである。患者はその人の人生（あるいは生活世界）とい
う大きな物語を生きている。その人生の物語というコンテク
ストの中で，非常に重要な物語として病いの物語が今，ここ

第2部

ナラティブ

において語られているのである。

　もちろん医療者は，患者の人生の全てをケアするということはできない。しかし少なくとも，交流の中で語られる患者の物語について，「これは医療とは関係ないし，個人的なことだから」とか，「嫁姑の関係がどうだとか，そういう話が出てきたときでも，これは医療が扱う問題ではない」とかいうふうにはNBMは考えない。その患者の人生の物語の一部が語られたのだから，その物語を大切にしていこうと考えていくことになる。

　われわれは普通，患者とは治療の対象であると考える。話を聞くといってもそれは診断をするためであり，説明するといっても，それは治療の了解をとるためである，というふうに通常は考えがちである。医療は伝統的にそういう立場をとってきた。しかし，NBMはそうは考えない。そうではなくて，大切なのは，患者こそが物語の語り手としての主体であり，病いの物語の主人公だということである。患者は診断や治療の対象であるだけではなく，主体として尊重される必要があることをNBMは強調する。

　ここまで述べてきたような，患者の物語を尊重するという姿勢が重要であるということは，医療者にとって理解しにくい話ではない。むしろ医療者は，常に患者の語りに耳を傾け，患者の物語を尊重するように教育されてきたと言える。しかし，それだけで本当に医療ができるのか，という問題は真剣に考える必要がある。一方では医療者自身にも物語がある。それは，医学的な疾患概念であったり，糖尿病などの診断基準であったり，重症度分類であったりする。個々の疾患に対してどういう治療を採用するかというガイドラインの知識なども重要である。しかし治療ひとつをとっても，いろい

80

ろな考え方があり得る。たとえば治療者によっては西洋医学的な治療を行い，ある治療者は東洋医学的な治療をするかもしれない。同じ症状に対しても，リハビリテーション的な考え方をしたり，あるいは心理療法的な考え方を採用したりもする。こういったものはすべて医療者側の物語と呼ぶことができる。NBM は，医療者側の物語も複数あって良いと考える。その中で役に立つものを選んでいけば良く，唯一正しいものがあるわけではないという考え方を採用する。NBM は医療における複数の理論や考えを全て「それも一つの物語である」と見なし，多元性を尊重する。

　しかし当然のことながら，本当にそれでやっていけるのかという疑問が生ずる。それでは何でもありになってしまうのではないか。どうやって，とりあえず今何をするのか決めるのか。医療とは常に何らかの判断と実行の選択を迫られるプロセスである。このことを無視して医療は成り立たない。その判断のための手段，手続きとして，NBM は患者との対話を重視する。大胆に言うならば，患者と相談し，患者と一緒に決めていけば良いではないかと考えるのである。

　NBM の観点からの治療をあえておおざっぱに表現すると，患者の「こんなことで困っていて，こうしてほしいんです」という語りを引き出し，「なるほどそういうことですか。でも私の方から見るとあなたはこんな状態だから，こんなふうにしたらいいんじゃないかなと思います。でも，いやだったら別の手もありますし，決してそれで見放すわけではありませんから遠慮なく言ってください」というような対話を通じて，互いの物語をすり合わせていくプロセスということになる。そして，そういった交流の中から，患者と医療者の双方が共有できる新たな物語が浮かび上がってくることを目指す

第2部

ナラティブ

のである。

　ここでいう新たな物語というのは，決して大げさなことを言っているわけではない。もちろん，劇的な斬新な物語が浮かび上がる場合もあるが，多くの場合は，「今日のところはこういうことにしましょう」とか「今までどうしてよいか分からなかったが，とりあえずこうしてみたい」という地味な物語が浮上し，それがいわゆる落としどころになるのである。

　上記のように NBM は，唯一の正しい科学的な治療法があって，それを正確な診断を踏まえて患者さんに応用して当てはめるという考えを必ずしもとらない。そうではなくて，患者の語りを聞き，必要があれば家族の意見も聞き，医療者もいろいろ考え，複数のものをすり合わせながら合意を目指していく。それが NBM の基本姿勢となる。

　このように考えると NBM とは，ある意味では頼りない方法論であると感じられることもやむを得ない。話し合い次第ではどちらへ動くかわからないままに治療していくというようなこともあり得る。したがって，医療者も柔軟な物語を持つ必要があり，自分自身の物語を変えなければいけないこともある。そういった実践ができるためのトレーニングは必須である。

3．NBM の実践プロセス

　NBM には，EBM のように明確に定式化されたプロセス（第2章表2；33頁）が設定されているわけではない。しかし NBM がある程度うまく実践されている時には，プロセスの代表例をある程度描き出すことは可能である。筆者の経験から整理してみたい（表2）。

　最初に，患者はどういう体験をしているのか，いつごろか

第5章
NBMとは何か

表2　一般診療における NBM の実践のプロセス

① 「患者の病いの体験の物語」の聴取のプロセス（listening）
② 「患者の物語についての物語」の共有のプロセス（emplotting）
③ 「医師の物語」の進展のプロセス（abduction）
④ 「物語のすり合わせと新しい物語の浮上」のプロセス（negotiation and emergence of new stories）
⑤ ここまでの医療の評価のプロセス（assessment）

らどんな苦しいことが始まって，その苦しいというのは具体的に言うとどういうことなのか，そしてそれがどんなふうに変わってきて，今はどんなふうに思っているのかといったことを十分に聴かないと，NBMのプロセスは始まらない。これは，「患者の病いの体験の物語」の聴取のプロセス（リスニング）と呼ぶことができる。最初の段階で，患者の体験を生活背景も含めてできるだけまるごと聴くということが非常に大切である。ところが，聴くことは大事だということはある意味ではだれでも賛成するのであるが，本当にそれだけでNBMは成り立っているのかというと，どうもそうではないことが多いということに，筆者は気づいた。

　それはどのようなことかというと，「あなたの物語はこういう物語なのですね」というような，医療者からの応答があり，それが患者によって「そうです，そのとおりです」というように確認されるというプロセスが，要所要所で出現してくるということである。特に対話がうまくいっているときは，そういうことが非常に多く起こっている。ここでは，医療者は聴くだけではなく語る（表現する）のであるが，医療者が語る物語は，厳密に言えば医療者自身の物語ではない。「あなたの物語を私はこういうふうに理解しました，こういうふう

83

にまとめてみました」という,「患者の物語についての物語」
なのである。

　このように,医療者が患者の物語についての理解を語る時
には,その物語は再編集されている。そのプロセスを筆者は,
「エンプロッティング」と呼んだ。プロットというのは筋書き
をつくるという意味である。患者はごちゃごちゃした物語を
持って医療現場を訪れる。その「整理されていない物語」を
聴きながら,医療者は患者と一緒に「ここはこうなんですね,
それで今はこういうふうにしてほしいんですね」,「そうです,
そのとおりです」というようなやりとりを丁寧に行う。これ
は,物語の一種の再編集作業である。このようなプロセスが
非常に大切だということが,筆者自身の治療を分析すること
によって明確になってきた。

　しかしそうは言っても,医療者も独自の物語を作らなくて
はならない。「この患者は,すぐ救急病院に送らないといけな
いのではないか?」,「少なくとも緊急手術をする必要ない。
ゆっくりやって良いだろう」,「残念ながらこの患者さんの状
態は長い目で見ればだんだん悪くなっていくだろう」などと,
いろいろなことを医療者は考える。このような医療者の専門
家としての物語構成は無視できない。これは当然の話である。
話題が少し逸れるが,カウンセリングとか心理療法を医療に
導入しようとするときに,時としてうまくいかないことがあ
るのは,このあたりが強調されていないためであると筆者は
思う。患者の話をまるごと聴いて,できるだけ受容する姿勢
はもちろん大切であるが,やはり専門家としての解釈や見立
てというものは常に必要である。

　上記のような,専門家としての医療者の物語の生成過程は,
一般に鑑別診断とか臨床推論などと呼ばれるものに近い。し

かし物語論的にいうと，そのプロセスは複数の仮説的な物語を相互比較しながら，何らかの判断（見立て）を創成する過程であり，それは一種の発想法的なプロセス[5]である。そこでこの過程を「アブダクション＝連続比較による発想の創成」と筆者は呼んでいる。

　そして，患者の物語もある程度共有できて，医療者自身の物語も，候補も含めていくつかできたところで，それらを全て開示して物語をすり合わせていくことになる。このプロセスは，「物語のすり合わせ」の過程であり，Kleinman[4]が述べている「ネゴシエーション＝取り決め」の過程に近いものであると筆者は考えている。

　ごく単純化して言えば，「私はこんなふうに思いますが，あなたはどう思いますか。じゃあこうやってみましょう。それでどうですか」，「ああ，それはいいですね」といったやりとりになる。現実には，「とりあえずこうしましょう」というあたりに落ち着くことが多いと筆者は感じている。

第2部
ナラティブ

第6章

物語面接法

—— NBM の技法（1）

はじめに

　第5章では，物語と対話に基づく医療（NBM）の暫定的な定義とその代表的なプロセスを概説した。NBM は，理論，方法論，技法論，教育論，研究論など，複数の次元を持つパラダイムであり，その全貌についてくまなく述べることは，本書の目的を越える。もちろん，NBM とは単なる一つの技術に限定されるものではないが，基本的な技法について理解することは，NBM の実践には必須である。本章では NBM の実践のための重要な技法の一つである物語面接法について，臨床現場における実例を示しながら述べてみたい。

1．物語面接法とは

　物語面接法（narrative interview）とは，一言で言えば，当事者（臨床現場では主として患者やその家族，医療スタッフなど）から，当事者の体験の物語を聴取する一連の技法である。物語面接法は，質的研究における情報収集と分析の手段としての有力な技法でもあるが[1]，本章では，臨床場面における医療者と患者との対話の場面に限定して論じてみたい。言葉を換えると，本章では，医療面接（medical interviewing）というコンテクストにおける物語面接法について述べるとい

86

第6章
物語面接法—— NBM の技法（1）

うことになる。

　医療面接の最大の目的は，診断・治療，あるいは問題解決のための技法を最大限に取り入れながら，その基盤となる良好な医療者－患者の関係を構築・維持・強化することにある。そのために最も効果的なことは，面接の最初の段階で，患者の語る物語（病いの物語；illness narrative）をまるごと尊重し，共有することである。患者の語る物語を尊重することによって，患者との良好な関係が構築されると同時に，情報も効率良く得ることができる。物語面接法は，患者の病いの物語を聴取し，理解し，共有するための面接技法であると定義できるだろう。

　本章では，日常臨床でしばしば経験されるような，あまり複雑でない問題を抱えた患者（複数の体験から合成された架空の事例である）を例にとって，物語面接法について説明する。なお，医療面接において一般的に用いられる技法概念（傾聴，開かれた質問，共感など）については，特に解説することなく文中で用いているので，必要に応じて医療面接の教科書[2] を参照していただきたい。文中で「　」は患者の発言，〈　〉は医療者の発言である。

2．面接への導入

　面接の最初に丁寧な導入を行うことは，面接の基本となる良好な関係を作り出すために必須である[3]。面接のコンテクストを形成する非言語的メッセージの一群を「かかわり行動」と呼び，視線を合わせて話すことや，身体言語，言葉遣いなどがその例である[4]。それらが，有効な面接の基礎をなす重要なものであることはいうまでもない。ここで，導入の原則を確認しておくと，以下のようになる。

87

第2部
ナラティブ

①ていねいなあいさつ
②患者の名前の確認
③自己紹介
④これから何をするかの説明

　具体的には以下のようになるだろう。

〈どうぞおかけください。はじめまして。山田太郎さんですね〉
「はい。そうです」
〈私は，今日診察を担当します，斎藤と申します。どうぞよろし
　くお願いします〉
「こちらこそ，よろしくお願いします」
〈これからお話を少し詳しくお聞かせください。その後で診察致
　します。よろしいでしょうか？〉
「はい」

3．物語面接の開始

　くりかえしになるが，物語面接の目的は，患者の病いの体
験の物語をまるごと聴き取ることである。患者の語りを促進
するために，いくつかの質問をすることになるが，これらの
質問は情報の聴取のためというよりは，患者の語りを引き出
すための質問である。そのため，質問の種類としては，「開か
れた質問（open question）」を主として用いることになる[5]。
面接の前半の原則は，あくまでも，患者に自由に語ってもら
うことであるから，あまり誘導的な質問や限定的な質問はし
ない方がよい。面接の初期では，語りの主導権は患者に譲り，
医療者側は，患者の語りに付き従って聴いていく（傾聴）の
姿勢を堅持することが原則である。
　最初の質問は，答えを限定しない，ぼんやりとした開かれ

第6章
物語面接法──NBMの技法（1）

た質問から開始されるのが一般的である。

〈今日はどうされましたか？〉
「胸が苦しくてつらいんです」

　最初の開かれた質問に対して，何が語られるかは，話され
てみなければ分からない。最初の質問に対して，直ちに長い
物語が語り出される場合もある。その場合は，そのままさえ
ぎらずに，傾聴していけば良い。傾聴の技法は，基本的には，
患者の語りを邪魔したり，さえぎったりしないことが，第一
の原則である。沈黙（こちらから言葉を発せずに待つ），うな
ずき，あいづち，くりかえし，言い換え，明確化などの技法
[6]を適宜使いながら，患者の話題に付き従って行くことにな
る。
　しかし，最初の質問に対して，患者が短い言葉でしか返事
しない場合，その次の言葉をどう発するかによって，話の流
れが変わる。ここでは，唯一の正しいやりかたがあるわけで
はない。いくつかの採用可能なパターンがあり，どれを採用
するかによって，その後の流れは多いに違ってくるだろう。
　上記の例では，「胸が苦しい，つらい」ということが話され
たわけだが，これだけでは，患者が実際に体験していること
を生き生きとイメージすることは困難である。そこで，次の
ような質問をすることが考えられる。

〈胸が苦しいのですね。どんな具合なのかもう少し詳しく話して
　いただけますか？〉

　上の尋ね方だと，どのように詳しく語るかは患者にまかさ
れているので，最も中立的と言えるだろう。それに対して，

89

第2部

ナラティブ

もう少し意図的に焦点をあてる聴き方もある。

〈胸が苦しいのですね。今現在はどんな感じですか？〉

　このような質問は，「今，ここ」に焦点を当てていると言える。このような聴き方をすると，私とあなたが今いるところの「ここ」という「場所」が，二人にとって実感されることになる。この「今，ここで，対話をしている二人」を包む「場所」のイメージこそが，対話を成立させる基盤である。上記のような質問は，そのような，二人を包み込む「今，ここの時空間（のイメージ）」を，医療者と患者が共有するために，有効な語りかけである。

　上記の質問に対して，「今現在も苦しいのです」という答えが返ってくるならば，〈それについて，具体的に教えてください。どんな具合なのですか？〉というような質問で，イメージを具体的にし，そのまま話を聴き続けることになる。しかし，「いいえ，今は何ともないのです」という答えが返ってきたら，次のような質問で，語りをさらに引き出すことになるだろう。

〈そうですか。それでは，最初に具合が悪くなった時の様子から
　詳しく教えていただけますか？〉

　この質問は何をしようとしているのだろうか。これは，患者の「病いの物語」を語ってもらうための誘導である。物語には，多くの場合時間の経過があり，始まりがあり，次々と起こる出来事の連鎖があり，終結へと至る[7]。病歴聴取の場合，この終結とは現在（今，ここ）へと話題が戻ってくるこ

とである。まず，物語の始まりの時点へ誘導することにより，
医療者は患者と一緒に，物語を時間経過に沿ってたどろうと
するわけである。このようなプロセスを通じて，「同行二人の
関係」（イメージ）が次第に確立されていく。

4．同行二人のプロセス

　上記のような質問に対して，患者が以下のように語り始め
たとしよう。

　「そうですね。最初に起こったのは，３日前の朝なのです」
　〈ほう〉
　「前の晩は特に変わりなく布団に入りました。ところが，朝方，
　　胸苦しくて目が覚めたのです」
　〈なるほど〉
　「苦しくて，寝ていられませんでした。それで，布団の上に起き
　　あがって，うずくまっていました」
　〈そうなんですか〉

　患者が続けて話してくれているうちは，特に新しい質問を
する必要はない。うなずき，あいづち，などを返しながら聴
いていけば良い。下手な質問をすると，むしろ患者の語りの
流れを妨げてしまう。

　「咳も出るし，息をするとぜいぜい音が出るようで，本当につら
　　かったです」
　〈うーん。それはたいへんでしたね。で，そのあと，どうなりま
　　したか？〉

　「それはたいへんでしたね」は，共感の表現である。ただ
し，このような表現は，患者が語る物語を丁寧に聴きながら，

91

第2部
ナラティブ

患者の体験（この場合はつらさ）が，十分に想像でき，体感できるときに，はじめて自然に口をついて出るべき表現である。そうであってこそ，それは「共感の表現」と言える。もしも，「患者が『つらい』と言ったら，必ず『それはたいへんでしたね』と言うこと」という原則に従って，意識的に発した言葉であるとしたら，それは，厳密には「共感」の表現ではない。この場合，意識的に患者をサポートしようとする態度は，「支持」と呼ばれる[8]。「支持」することは，決して悪いことではないが，次善の策であると考えた方が良いだろう。「そのあと，どうなりましたか？」は，質問というよりは「うながし」で，傾聴の技法のひとつである。

　「これじゃあ，とても会社へは行けそうもないなあと思っていたのですが，不思議なことに，窓の外が明るくなってくるころになったら，少し楽になってきたのです」
〈ほう〉
　「それで，何とか電車に間に合って，会社へ行くことができました」
〈それは良かったですねえ。会社ではどうでしたか？〉
　「それが，不思議なことに，会社へ出てみると，何ともないのです。あれだけ苦しかったのがうそのようで，その日は普通に仕事をしました」
〈へえ。それで？〉
　「その日は夜まで，すっかり何ともなかったので，もう治ったのかな，と思っていました。ところが翌日の朝も全く同じことが起こったのです」
〈えーっ，そうなんですか。やっぱり翌朝も苦しくなったんですね〉
　「そうなんですよ。やっぱり，朝方まだ暗いうちに，息苦しくて目が覚めました。でもしばらく同じように我慢をしていたら，

第6章
物語面接法── NBM の技法（1）

やっぱり出勤のころにはだいぶ楽になって，その日も会社に
　行きました」
〈なるほど，で，それからどうなりました？〉

　ここまで用いられている技法は，「あいづち」，「くりかえ
し」，「うながし」などで，こちらから話題を変えるような質
問は極力避けられている。ある程度経験を積んだ医療者であ
れば，患者の話を聞いているうちに，「呼吸が苦しいのはどの
くらいの時間続いたのだろうか」とか，「息を吸うときと吐く
ときでは，どちらが苦しかったのだろうか」とか，「胸痛と
か，発熱とか，他の症状はなかったのだろうか」などの，鑑
別診断のために重要な情報について質問したいという欲求に
駆られるだろう。しかし，ここではあえて，そのような診断
に必要な情報を集めることをもっと後の段階に回すことを勧
めたい。頭に浮かんだ質問は，頭の隅に留めておき，面接の
後半のしかるべき時までとっておくという態度が正しいと筆
者は思う。言葉を換えるならば，この時点では，物語モード
のコミュニケーションを採用していると考え，診断・治療モー
ドへの切り替えは後で行うという戦略である。ここで，診
断・治療モードにモードチェンジをすれば，患者の物語は中
断されてしまう。しかし，どんな場合でもこのような戦略を
採用すべきであるということではない。もし，鑑別診断を行
うことが緊急を要すると判断される場合には，モードチェン
ジを行うことが適切な場合も当然あり得る。

「結局昨日の昼間も普通に仕事したのですが，今朝もまた同じよ
　うなことが起こったのです。やはり，2時間くらいでおさま
　ったのですが，さすがに，これはたまらんと思いました」

93

第2部
ナラティブ

〈無理もないですね〉
「ええ。アパートで一人暮らしなので，苦しい時は，このまま死んでしまうのではないかと思うくらい不安になります」
〈一人暮らしなのですか。それじゃあ，そんな気持ちになるというのも当然ですね〉
「そうなのです。3日も続いたので，このままだと自然に治ることはないだろうと思いました。今日こそ医者へ行こうと思い，幸い今日は午前中仕事のアポイントが入っていなかったので，午前中会社を休んで，こちらへうかがったというわけです」
〈なるほど，そういうわけですか〉

〈無理もないですね〉，〈そんな気持ちになるというのも当然ですね〉といった受け止め方は，「正当化」と呼ばれる，支持・共感のための技法である[8]。このような言葉が的を射ている場合，上記の例のように，「ええ」，「そうなんです」というような，感情のこもった言葉が返ってくる。
　こうして，ようやく患者の語りは，現在へと到着した。このように，始まりから時間経過に沿っていろいろな出来事が語られ，現在まで至ると，一つの物語が語られたという区切りに至る。イメージの上では，物語の始まりから今ここの現在まで，患者とあなた（医療者）とは，一緒に旅をして，最終到着点である「今，ここ」へたどり着いた，という感覚である。このようにして，あなたと患者は，「同行二人」の，想像上の体験をしたことになる。

5．物語の共有

　ここまで，患者が体験した病いの物語を，主として時間経過に沿ってたどってきた。かなり丁寧に患者の物語は傾聴さ

第6章
物語面接法—— NBMの技法（1）

れている。しかしここで，単に次の質問に移るのは得策では
ない。患者が今までに話してきた病いの物語，それをあなた
は聴き取り，理解したと思っているかもしれない。しかし，
もしかすると患者が話したことを，あなたは正確には理解し
ていないかもしれない。いや，ここでは，それ以上のことが
ある。そもそもあなたが，患者の物語を完全に正確に聴き取
ることなど，実は不可能なのだ。厳密に言うならば，あなた
は，あなたが聴き取ったと思っている患者の物語を，自分で
創り上げてきたのである。あなたが理解したと思っている物
語は，「患者の物語についてのあなたの物語」なのだ。それで
は，その物語は，患者自身の物語の正確な描写ではないから，
価値のないものなのだろうか。そうではない。そもそも患者
は，すでにできあがった，唯一正しい物語を携えて，ここへ
やってきたのではない。患者は，あなたという聴き手に対し
て語ることによって，今，ここで，患者自身の物語をあなた
とともに紡ぎ上げてきたのである。もしも違う聴き手がもう
一度話を聞きなおしたとすれば，それは，今回語られた物語
とはかなり違うものになるだろう。それどころか，もしあな
た自身が，明日もう一度同じ患者の話を聞いたとしても，今
日の話と全く同じ語りにはならないだろう。語りとは，そう
いうものなのである。
　「物語を聴き取るということはそんなに脆いものなのか」と
あなたは思うかもしれない。しかし，このことは強調してお
かなければならない。対話をするとは，そういうことなので
ある。物語とは，すでにできあがったものを患者が診察室に
運んできて，あなたに手渡すのではない。聴き手であるあな
たも患者の物語の共同執筆者なのだ。それでは，共同執筆は
具体的にはどのようにして明確なものになるのか。それは，

95

第2部

ナラティブ

聴き取った物語を，今度はあなたの言葉でもう一度語り直すことによってなされる。これは，技法的には，「要約と確認」の技法である[9]。しかし，物語面接の視点から言うならば，これは，あなたによる，患者の物語の語り直しである。

〈今までのお話を整理させてください〉
「はい」
〈今回の症状は3日前の朝，突然始まったのですね〉
「そのとおりです」
〈前の晩は普通に就寝したのに，明け方に胸が苦しくて目が覚めたのですね〉
「はい」
〈その時は，苦しくて，寝ていられないほどで，布団の上にうずくまって我慢していたのですね〉
「ええ」
〈ほんとに死んでしまうんじゃないかというくらいひどかったけれど，でも朝になったら，少し楽になってきたので仕事に行ったのですね〉
「そうです」
〈ところが，昼間は何ともないのに，昨日も，今朝も同じように苦しくなって，これはたまらん，なんとかしてほしいと思って，こちらにこられたと，だいたいそんなところですか？〉
「そうです。そのとおりです」
〈何か，言い残しとか，追加することとかありますか？〉
「いいえ。特にありません」

ここでは，今までとは話す方向が反対になっているように感じるかもしれない。もっぱら語っているのは医療者の方である。しかし，ここで大切なことは，医療者はこの段階では，自分の物語を語っているのではなく，患者の物語についての医療者の理解を語っているのである。それを患者が聴いて，

確認する。この作業は，患者の物語を二人で紡ぎ上げていく
共同作業の確認である。患者の返す言葉が，「そうそう」，「そ
のとおりです」といった，肯定の言葉が多ければ多いほど，
その作業はうまくいっている。言い換えれば，医療者は，患
者から「そうです」という言葉が返ってくるような言い方を
工夫しなければならない。しかし，もちろん，「そうではあり
ません」という言葉が返ってきても，それはそれでかまわな
い。その時には素直に訂正し，確認して，あらためて聞き直
せば良いのである。

　このような，患者の物語についての物語を医療者と患者が
共有することの意味は，どこにあるのだろうか。共有された
物語は，患者が医療機関へ訪れる前の物語と厳密には同一で
はない。しかし，互いに語り合いながら，一つの物語を紡ぎ
上げる作業がなされたとき，患者も医療者もともに，「私達は
共同作業をしている」という実感を得ることができる。この
実感こそが，ここからの共同作業を継続するための基盤とな
るのである。

6．まとめ

　物語面接法の基本は，医療者が患者に「何が起こったのか
話して下さい」とうながし，物語の最後までさえぎることな
く語ってもらう，ということに尽きる。しかし，そのプロセ
スは決して単純なものではなく，いろいろな面接技法が適切
に組み合わされて用いられる必要がある。それを実践するた
めには，医療面接の基本的技法の理解とトレーニングが必要
である。もちろん患者の物語が聞き取られたというだけで，
問題が全て解決したわけではない。しかし，医療者と患者の
対話の基礎となる信頼関係を形成するためには，物語面接法

第2部
ナラティブ

は極めて有用である。

　次章は，このような基盤の上で，医療者と患者の対話がどのように進展していくかについて，さらに述べていきたい。

第7章

質問技法を中心に

―― NBM の技法（2）

はじめに

　前章では，NBM で用いられる重要な技法の一つである物語面接法（narrative interview）について説明した。臨床場面における物語面接法とは，一言で言えば，医療者が患者に「何が起こったのか話して下さい」とうながし，物語の最後までさえぎることなく語ってもらうことである。患者の体験を，時間経過に沿って，ある程度の一貫性をもった物語として語ってもらうことを援助し，理解を共有するという作業は，医療者と患者の信頼関係の形成に著しく貢献する。このような信頼関係は，それに引き続いてのさまざまな医療行為が，効果的，効率的に行われるための基盤となる。NBM では，医療者と患者の相互交流としての対話を，最も重要な医療行為の一つと考える。今回は，この対話において用いられる技法，特に「質問」を中心に解説していきたい。

1．NBM における，技法と姿勢
スキル　スタンス

　具体的な例に入る前に，少し理論的な問題に触れておきたい。NBM の実践，言い換えれば医療における対話において，技法と姿勢はどういう関係にあるかという問題である。医療
スキル　スタンス
面接の教育などにおいてしばしば論じられることであるが，

第2部
ナラティブ

面接や対話は単なる技術（テクニック）ではなく，マニュアル的な教育は，むしろ真の対話を阻害する。例えば，「それはたいへんですね」という「共感表現」を，単なる技術として機械的に用いると，それは医療者と患者との信頼関係を高めるどころか，むしろ破壊的な影響をもたらす[1]。患者は「偽の共感」を見抜く力を持っており，心のこもらない機械的な応答は，まさに「場をしらけさせる」のである。

　それでは，対話の技術について考察したり，教育したりすることには意味がないのかというと，もちろんそんなことはない。筆者の私見では，対話における技法（スキル）について考える時，道具（ツール）と姿勢（スタンス）という2つの側面を同時に考慮に入れることが重要だと考えている。この問題は，「道具（ツール）としてのナラティブ」と「姿勢（スタンス）としてのナラティブ」の関係という問題として置き換えることができ，この問題について，筆者は別の論考において詳しく論じた[2]。

　少し具体的な例に話を戻そう。例えば本章の後半で述べる，「説明モデルについての質問」という技法について考えてみたい。具体的には「あなたは，自分の状態について，どう考えておられますか」というタイプの質問である。もちろん，言葉の表現は，その時の状況に応じて柔軟に変更しながら用いられる。

　説明モデルとは，医療人類学者である Kleinman が提唱した概念である[3]。何らかの病いの体験において，当事者（患者や家族や医療者など）は，それぞれが，その病気という出来事を自分なりに意味づけ，説明している。このような「自分の体験を意味づけるための図式」を「説明モデル」と呼ぶ。医療者と患者，あるいは家族の説明モデルは同じであるとは限らず，むしろ多くの場合食い違っている。例えば患者は，

第7章
質問技法を中心に──NBMの技法（2）

自分の症状（慢性の痛み）を見のがされた身体的な病気のせいであると考えているのに対し，医療者はそれを心理的なものと見なしているような場合である。説明モデルを語ってもらうということは，まさに患者が病いの体験を意味づけている物語を聞くということである。NBMでは，現場における複数の当事者の説明モデルを語ってもらい，それらのうちのどれか一つを正しいとするのではなく，それぞれの立場からの語りを尊重しながら，対話の中でそれらをすり合わせていくという作業を重視する[4]。

　従来の医療においては，患者は診断や治療の対象であると考えられてきた。したがって，質問という技法も，「医療者が診断や治療方針を決定するための，患者からの情報収集の手段」として用いられてきたと言える。これを言い換えると，これまでの医療は「診断－治療」という姿勢（スタンス）において，質問の技法（スキル）を，道具（ツール）として用いてきたと言える。ところが，NBMにおいては，診療を単なる診断－治療の場とは考えない。むしろ，複数の物語を語り合い，すり合わせていくことを目指す場であると考える。そこでは，患者は主体的な語り手として尊重される。言い換えると，NBMは，「対話」というスタンスにおいて，質問というツールを用いていると言える。つまり，同じような質問がなされたとしても，その質問の「技法としての意味」は全く異なっている。

　上記のような，理論的な考察をふまえた上で，前回の例として用いた，架空の患者に対する面接をさらに進めてみよう。

2．話題に焦点をあてる質問の技法

　前回までの物語面接において，医療者は患者の病いの体験の物語を傾聴し，要約と確認の技法を使いながら，患者の物語

101

第2部
ナラティブ

を共有してきた。しかしこれだけでは，まだこれからどうしたらよいかは分からない。診断に至るための情報もまだ不十分である。ここでは，いくつかの選択肢があり得る。しばらくの間，診断・治療モードにスイッチしてみることも考えられる。あるいは，患者のペースでもう少し話してもらうこともよいだろう。その中から，また新しい情報が浮かび上がってくることもある。しかしここでは，しばらくの間，いくつかの話題に焦点を当てる質問の技法を意識的に用いながら，さらに患者の語りを引き出すことを考えてみたい。

　面接の中で，何に焦点を当てて聞くべきか，ということは，必ずしも決定的なやり方があるわけではない。もちろん患者の語る内容によって臨機応変に行わなければならないことは当然である。しかし，焦点の当て方のいくつかの原則的なレパートリーを身につけておき，面接の中で重要ないくつかの観点に，半ば無意識に焦点を当てることができるように普段から訓練しておくことはたいへんに役立つ。その主なものを列挙しておく。

①説明モデル：患者は，自分の病いの体験をどのように意味づけ，説明しているのか。特に何が自分の病いの原因だと考えているのか。
②日常生活への影響：患者は，日常生活において，どのように，どの程度困っているのか。
③対処法：患者は，困ったときにどうやってしのいでいるのか。
④不安：患者は，何を一番不安に感じ，最悪の場合どのようになることを怖れているのか。
⑤希望：患者は，近い将来，どうなってほしいと考えているのか。

第7章
質問技法を中心に——NBMの技法（2）

　上記のような話題に焦点を当てつつ，医療者と患者は，「今，ここ」という場所を共通基盤としながら，物語に沿って，過去へとさかのぼったり，過去から現在へと共に旅をしたりする。ここでも，「同行二人の旅」が，医療者と患者との関係の比喩となる。一般には，患者が病いの原因の可能性について語るとき，それは過去への旅となる。現実生活への差し支えや対処法は最近の過去から現在までにつながり，不安や希望は現在から未来へと向かう。いずれにしても，現在から切り離された過去や未来を話題にするのではなく，現在にしっかりと基盤を置きつつ，過去を旅したり，未来へ飛んだりするのである。そして最後は必ず「今，ここ」に戻ってくるというイメージを常に持っていると良い。最終的には，話題の焦点を「現在から近未来にかけて」に当てる，という考え方が，日常の診療においては現実的である。

〈もう少しお話を確認させてください〉
「はい」
〈ご自分では，これが悪かったかなとか，何か心当たりのようなことってありそうですか？〉
「そうですね。うーん。自分ではではよく分かりませんね。強いて言えば，最近仕事が忙しくて疲れているってことくらいですね」

　ここでは，「心当たり」ということばを用いて，患者の説明モデル引き出そうとした。すると，患者は「仕事の忙しさに」ついて触れた。ここでは，この患者の語りに乗っていく形で，話題に焦点を当てつつ，語りを膨らませるように誘導する。

103

第2部
ナラティブ

〈なるほど，お仕事が忙しいのですね。よろしかったら，最近どういう生活をしておられるのか，少し具体的に教えていただけますか？〉

ここでは，患者の日常生活に焦点が当てられた。このような日常生活についての話題は，タイミングが悪いと，うまく引き出すことができない。上記の場合，患者の方から，「仕事」についての話題が出てきたところなので，おそらく抵抗なく話してくれることが期待できる。対話的な質問の原則として，「先行する患者の語りの中に現れた話題についてさらに質問する」というやり方が，会話を進展させるために，極めて効果的である。

「そうですね。私は，小さな出版社につとめているのです。主に子ども向けの雑誌なんかを発行しているのですが，ご存じの通り，最近は景気が厳しくて，この業界の競争も激しいのです。特に子ども向けの本は，少子化の影響をもろに受けていますので，本当に厳しいのです」

〈なるほど〉

「おまけに，最近大手の出版社が，私どもと同じ年齢対象の雑誌を発刊しまして，そりゃあもうたいへんな状況で，連日編集会議が遅くまであるし，土，日にも打ち合わせが入ったりして，休みも月に1度とれれば良い方という状況が続きました」

〈うーん。たいへんな状況ですね〉

「でも，まあ忙しいのは慣れていますし，今に始まったわけでもないのですが，一人暮らしですし，食事なんかもどうしても不規則になりがちですね」

〈そうなんですか〉

上記のような話題は，患者の生活背景についての情報を与えてくれると同時に，この対話自体が，「生活世界（life world）

第 7 章
質問技法を中心に──NBM の技法（2）

の物語」である。医療におけるコミュニケーションのこれまでの研究によれば，医療現場（特に医師と患者）の会話においては，患者の生活世界の物語が会話の中で抑圧され，医学的な物語が強調される傾向があるということが指摘されている [5]。つまり医療者は会話において，患者の日常生活の語り（「不況のせいで労働環境が悪化している」とか「一人暮らしである」）などを尊重せず，医学的な語り（「今までに医療機関にかかったことがあるか」など）を重視する傾向があり，無意識のうちに医学的な語りに患者を誘導する傾向がある。しかし，NBM における対話では，患者の生活世界の語りをむしろ意識的に尊重し，促進することが心がけられる。

「そうなんです。それと，なにしろそういう状況なので，あまり休むわけにもいかないのです。かといって，毎朝こんな状況では，やはり心配ですし，早く何とかしてほしいですね」
〈そうすると，とりあえず，こうしてほしいとか，ご希望がありますか？〉

生活背景について語ってもらっているうちに，話題は今回来院した目的と希望，という方向にシフトしてきた。そこで，患者からもたらされた話題の変化に付き従う形で，焦点を当ててみる。

「そうですね。やっぱり，具合が悪い時にすぐ飲めるような，お薬を頂ければありがたいですね。でも原因が分からなければお薬も出せないでしょうね」
〈よく分かっておられますね。確かにそのとおりです。もちろん，症状に応じてお薬を出すことはできますが，おっしゃるとおり原因をはっきりさせることも大切です。よろしければ，今回の具合の悪さの原因を探るために，いくつか質問をさせて

第2部

ナラティブ

いただけますか？〉

「はい。どうぞ」

3．医療的対話における「無知の姿勢」

ここまでのやりとりには，患者の「賢さ」がよく表れている。一般に医療者は，「患者の状態を改善させる責任は専門家である自分だけにある」と考えやすい。この考えは，医療者の専門職としての責任感の現れであるから，必ずしも悪いというわけではない。しかしこのような考え方には，一種の傲慢さと現実の無視がある。その現実とは，患者の体験については，患者自身が専門家（一番よく知っている人）であり，医療者は患者から話を聞いたり，患者と相談したりしない限り，適切な医療行為はできない，ということである。このことを別の言葉で表現すると，「患者を患者自身についての専門家として尊重し」，「医療者の無知の姿勢を再確認する」ということになるだろう。

「無知の姿勢（not-knowing）」とは，ナラティブ・アプローチにおける，治療者の基本的な姿勢として強調されているが[6]，前節で述べたような，スタンスとスキルの関係について理解していないと，その意味が分かりにくい。例えば，「どうなったら良いと思いますか」という質問は，一般的には「無知の質問」として理解される。なぜならば，患者がどうしたいと思っているかは，患者しか知らないからであり，医療者は「知らないから教えて下さい」という，中立的な好奇心[7]に支えられた姿勢で質問することになるからである。しかし，もしも医療者の基本的な姿勢が，「治療方針は専門家である医師だけが決める」というものであれば，患者が「とにかく薬だけ下さい」と答えた時には，「診断がつかなければ薬は出せま

106

第7章
質問技法を中心に——NBM の技法（2）

せんから，そういうわけにはいきません」と言うことになる
だろう。つまりこの場合，患者は「質問に答えること」によ
って，医療者にとって良い患者か否かを試されているのであ
り，「どうなったら良いと思いますか」という質問は，無知の
質問として用いられているとは言えない。無知の質問という
ツールは，「無知の姿勢＝患者を自分自身の専門家として尊重
し，医療者の中立的な好奇心によって，患者をもっと深く理
解したいと願う姿勢」のもとにおいてはじめて，その本来の
機能を発揮するのである。

　上記の原則に従って考えるとすぐに分かることであるが，
鑑別診断のための閉ざされた質問[8]であっても，それが専門
家の視点からの質問であるからといって，すぐに「無知の質
問ではない」ということはできない。患者がどのような症状
（苦しさ）を体験しているのかを，「私には分からないので，
教えて下さい」という姿勢から丁寧に問うのであれば，たと
え「その時に熱はありましたか」というような，一見定型的
な医学的質問であっても，それは「無知の質問」として機能
し得るのである。

4．物語の連続比較としての診断

　例示に戻ろう。ここからしばらくは，鑑別診断のために必
要な情報を患者さんから聞き出すために，主として閉ざされ
た質問を用いていく過程となる。

　〈一番苦しかった時なのですが，息苦しさと咳と痰の他に症状は
　　なかったでしょうか？〉
　「他にといいますと，例えばどんなことでしょうか？」
　〈例えば，胸が痛むことはなかったのですか？〉

107

第2部
ナラティブ

「いいえ，痛くはなかったですね。とにかく呼吸をするのが苦し
　かったのです」

〈熱が出たというようなことはないのですか？〉

「それはありませんでしたね」

〈痰がからんだということですが，痰はどんな色でしたか？〉

「きれにくい痰で，あまりはっきりは見ていないのですが，特に
　色はなかったと思います」

〈息が苦しいのは，吸うときと吐くときとどちらの方がひどかっ
　たですか？〉

「そうですね。そう言われてみれば，吐くときの方が苦しかった
　ような気がしますね」

〈こうするとひどくなるとか，逆にこうすると楽になるとかいう
　ようなことはありませんでしたか？〉

「横になろうとすると，余計苦しくなる感じでした。ですから，
　さっきも言いましたように，床の上に起きあがってじっとし
　ていましたね。でも楽になってきたのは時間がたったからの
　ように思います」

〈何でもよいのですが，最近いつもとは違うなあ，と感じている
　ことがあれば，何でも教えてください〉

「そうですねえ。特に思いつくことはありませんね。強いて言え
　ば，さっきも言いましたが，仕事が忙しくてちょっと疲れて
　いるということくらいですね」

　いくつか，主訴に関する詳しい情報と主訴以外の症状につ
いて，焦点を当てる質問をしてみた。もちろん，主として鑑
別診断についての情報を得ることがこれらの質問の目的であ
る。医療者の頭の中には，「呼吸器系の症状のようだ」，「虚
血性心疾患の可能性はあまりなさそうだ」，「心不全という可
能性はどうだろう」，「感染を伴っている兆候はあるだろうか」
といった，作業仮説がめまぐるしく渦巻いている。

　ところで，この医療者の頭の中で渦巻いている，「診断の仮

説」というものは，いったいどういうものなのだろうか。実は，これらの仮説は，「医療者の物語」と呼んでよいものであると思われる。医療者はそれまでの学習，経験によって，さまざまな患者の臨床病態を記憶している。それらの多くは，「心不全の典型的なケース」，「気管支喘息の典型的なケース」，「肺炎の典型的なケース」といった，「ある疾患の患者の典型的な物語＝疾患の脚本（script）」として記憶されている。そのような医療者の頭の中にある「典型的な病状の物語」と，患者から刻々と得られる情報（「熱はないらしい」，「痰は黄色くないらしい」，「呼気時の方が，苦しさが強いらしい」など）が，逐次比較され，そのつど医療者の物語は刻々と変更され，あっちへ行ったり，こっちへ行ったりする（「肺炎らしくない」，「気管支炎とも違う」，「心不全はまだ否定できない」，「喘息とは矛盾しないようだ」などなど……）。

　このようなプロセスは，「物語の連続比較」と表現することが可能である。もしその中から何らかの新しい物語（ここでは「これは気管支喘息発作ではないか」という仮説）が浮かび上がってくるとすれば，そのような過程は「発想法；アブダクション（abduction）」と呼ばれることがふさわしい[9]。このように，一般に「医学的推論」と呼ばれるような作業は，決して物語と無関係ではなく，「スタンスとしてのナラティブ」を採用することによって，さまざまな情報を「ツールとしてのナラティブ」として有効に利用できるのである。

5．再び生活世界へ──全人的医療としての NBM

　上記のような対話の中で，「もし気管支喘息だとしたら，子どものころはどうだったのだろうか？」という疑問が医療者の頭の中に浮かび上がってくるかもしれない。先を続けてみ

第2部
ナラティブ

よう。

〈念のためにお聞きしますが，子どものころに喘息とか，気管支
　喘息とか言われたことはありませんか？〉
「それなんですけれど……。自分では全く記憶にないのですが，
　親に，『おまえは小さいころ喘息で，手がかかった』って言わ
　れたことがあるんです。でもとっても小さなころで，自分で
　は覚えていないころのことなのに，それが今になって出てく
　るなんて，そんなことってあるのでしょうか？」
〈なるほど，そういうことがあったのですか……ちょっと念のた
　めに確認して起きたいのですが，現時点で山田さんが一番心
　配しておられることはなんですか？〉
「はい。今一番忙しい時なのに，もし小さいころの喘息が再発し
　たのだったら困るなあ，と思っています。でも一方では，喘
　息って，ストレスで起こるって言われているじゃないですか。
　もしこれ以上無理を続けるとやばいってことなのかなあ，と
　も思いますね」
〈なるほど。そんな風に考えておられたんですね〉
「でもこんな話を最初からしたら，『考えすぎだ！』って怒られ
　るんじゃないかと思って，最初は言えませんでした。以前，風
　邪を引いて別のお医者さんへ行った時，『風邪だと思うんです
　けど』って言ったら，『それは医者が判断することだ！』と言
　われて，怒られたことがあるものですから……」
〈ははぁ……。そんなことがあったんですか。なるほど……それ
　では，今までのお話を伺って，今の時点で私が感じているこ
　とをご説明致しましょう〉

「子どものころに喘息だと言われたことはありませんか」と
いう質問は，形式的には「閉ざされた質問」であり，一般に
は限定された情報（「はい」あるいは「いいえ」）を引き出す
ための質問である。しかし，上記の例では，この質問をきっ

110

第 7 章
質問技法を中心に──NBM の技法（2）

かけに，患者の豊かな語りが引き出されることになった。ここでも，「閉ざされた質問」の機能は，その質問がなされた状況やコンテクストと無関係に決まるわけではない，ということが分かる。患者の幼児期の経験や，以前の医療機関の受診経験などの歴史，あるいは，目の前の医療者との関係，医療者のとる対話的な姿勢などのコンテクストと相関して，浮かび上がってくる対話もダイナミックに変化するのである。

　ここまでのやりとりによって，現時点での医療者の物語（「この患者の経過は気管支喘息で説明ができそうだ」）がほぼ完成した。ここから先は次のステップに入る。実際の診療現場では，通常ここで身体的な診察が行われ，その後説明という流れになるだろう。そして，「とりあえずこの先どうするか？」という方針についての「取り決め；ネゴシエーション」が行われることになる。この「取り決め」のプロセスは，EBM におけるステップ 4 とほぼ同じプロセスと考えてよい。そこでは，気管支喘息についての最新の診断・治療ガイドラインに基づく知識が話題として取り上げられることになるだろう。

　しかし，NBM のプロセスにおいては，そういった「医学の物語」だけが話題として取り上げられるわけではない。患者の「生活世界の物語」（仕事をとりあえずどうするか，検査のために何回来院できるのか，診療の費用はどうか，など）も対等に取り上げられることになるだろう。また患者自身の「心理的な物語」（病気に対する不安，医療機関への不信感，仕事と病気治療を調和させるための葛藤など）にも，適宜焦点が当てられる。

　もちろん，これらの全ての話題が対等に扱われるわけではないし，実際の診療現場では，それを全て扱うような時間も，

第2部
ナラティブ

必要もない。そうではなくて，その時その時の対話の中で，「今，ここで」浮かび上がってきた話題が，重要なものとして扱われるのである。NBM はこのように，対話の中で刻々と浮かび上がってくる話題を尊重することを通じて，患者に全人的に接近しようとするのである。

第8章

物語のすり合わせ

―― NBM の技法（3）

はじめに

　第6章と第7章において，NBM で用いられる重要な技法である物語面接法と質問技法について解説した。いずれの技法も，それを支える基本的なスタンスは，「私はあなたについて知らないので教えて下さい」という「無知の姿勢」である。医療者が「無知の姿勢」にしっかりと依拠しつつ，対話を促進することによって，患者の病いの体験が語られるばかりではなく，患者が自分の病いをどう意味づけているのかという「説明モデル」もまた語られることになる。患者の語る物語を共有することを通じて，医療者と患者（あるいは家族）との間には，対話的な信頼関係が構築され，この関係を基盤として有効な医療が実践されることになる。

　NBM は，医療者と患者との対話の中から，当事者にとって有益な新たな物語が浮かび上がることを，医療における最も重要なプロセスと考える。このようなプロセスは，「物語のすり合わせ」と呼ばれるが，この過程は決して単純なものではなく，単なる技法といえるようなものでもない。本章では，「物語のすり合わせと新しい物語の浮上」の過程について，特に「医療において対立する物語をどのようにすり合わせていくのか」という点に焦点を当てながら，論じてみたい。

113

第2部
ナラティブ

1．医療における物語と現実——実在論と構成論

　実際のプロセスについて解説する前に，NBM の基盤となる
世界観について解説しておきたい。それは特に，医療におけ
る「現実」とは何か，という基本的な問題にかかわっている。
一般に私たちは，現実とは，私たちの主観とは無関係に実在
していると考えている。例えば，「高血圧」とか「脳梗塞の後
遺症である片麻痺」とか「うつ病」などといった「病気」は
客観的な実在であり，それをいかにして適切に把握し，診断
し，治療するかが重要であり，それこそが科学的で客観的な
医学的態度であると信じている。しかしこのようなものの見
方は，「実在論」と呼ばれる「一つの世界観」に過ぎず，決し
て唯一の正しい世界認識であるという保証はない。近代の科
学的医学はこのような実在論に基づいており，実際にこの考
え方による医学実践は，目覚しい効果を上げてきたことはも
ちろん事実である。

　一方で，それとは全く異なった世界観として，「現実とは私
たちの考えや行為から独立して存在しているのではなく，私
たち自身が（どのような形にしろ）関与することによって現
実を作っている（構築・構成している）」という考え方があ
り，このような世界観は「構成論」と呼ばれる。構成論の歴
史は古く，哲学的な認識論の発生の歴史にまで遡るものであ
る[1]。

　現代における代表的な構成論として，「社会構成主義」と
呼ばれる考え方があり，この考え方によれば，「私たちが現
実であるとみなしているものは，私と他者との社会的相互交
流（対話）を通じて構成される」とされる[2]。物語はこのよ
うな社会的相互交流の最も重要な媒体であり，私たちは物語

114

第8章
物語のすり合わせ——NBMの技法（3）

を通じて現実（と私たちには感じられるもの）を刻々と共同
構成しているのである。

　このような考え方を採用するならば、私たちが医療現場で
交換する物語が変容するということは、単に「現実について
の解釈が変化する」ということ以上のことを意味しているこ
とになる。私たちは、日々刻々と体験する出来事を、私たち
が採用している物語に沿って意味づけているが、そのこと自
体に通常は気がついていない。むしろ私たちにとって、物語
が変容するということは、現実（あるいは私自身）の変容と
して体験されるのである。

2．説明モデルのすり合わせと変容

　第7章でも説明したが、説明モデルとは、医療人類学者で
あるKleinmanが提唱した概念である[3]。何らかの病いの体験
において、当事者（患者や家族や医療者など）は、それぞれ
が、病気という出来事を自分なりに意味づけ、説明している。
このような「自分の体験を意味づけるための図式」が「説明
モデル」である。患者にとっての説明モデルは複数あり得る。
例えば、「今朝起きたら、喉が痛くて寒気がする。熱を測った
ら37度8分あった。これは風邪だな」という、極めてあり
ふれた体験についてでさえも、「昨日雨に濡れて、着替えをせ
ずにそのままにしていた。身体を冷やしたのが悪かった」と
考える人もいれば、「最近隣の人がいつも咳をしていたのに、
帰ってからうがいをしなかった。風邪のウイルスが伝染した
のだ」と考える人もいるだろう。時には、「風邪など根性が
あればひかない。気持ちがたるんでいるせいで風邪をひくの
だ」と言う人さえいるかもしれない。

　もちろん医療者も医療者なりの説明モデルを持っており、

115

第2部
ナラティブ

「感冒は通常，ウイルス感染によって起こる」という科学的な説明モデルが一般的であるが，例えば東洋医学の治療者であれば「気の流れの変調に原因がある」と考えるかもしれない。このように，医療者の説明モデルも実は単一ではない。

　説明モデルのすり合わせや変容が，なぜ医療にとって重要であるかというと，説明モデルは，医療における当事者が刻々と体験する出来事を意味づける基本的な枠組みとして働くからである。さらに言えば，患者も医療者も，自分の持つ説明モデルを通してしか，現実を体験することはできない。したがって，説明モデルが変容するということは，その当事者にとっては「現実」が変化するということになる。

　以下に紹介するAさんの治療経験は，すでに報告したものであるが[4]，説明モデルの変容のプロセスと，それが私たちの現実に及ぼす意味を示す好例であると思われるため，簡略に再度紹介してみたい。

3．事　　例

　Aさんは，筆者の外来初診時40歳の男性で，主訴は腹痛，下痢，体重減少であった。30歳ころから，油っこい食事を摂取したり，飲酒をしたりした後に上腹部痛，下痢が出没していた。複数の医療機関で身体的精査を受けたが異常なしと言われた。32歳ころより，不眠，食欲不振，無気力が出現，精神科を受診し，仮面うつ状態と診断され，抗うつ薬による治療を受け，うつ気分は改善したが，消化器症状は持続していた。精神科へは4年間通院後中断した。その後は消化器症状，呼吸器症状（咳，胸部痛，息苦しさ）などにより，断続的に内科に通院していた。40歳時に，上腹部痛，下痢，体重減少にて内科を再受診。血清膵酵素（トリプシン）が高値を

第8章

物語のすり合わせ──NBMの技法（3）

認めたことから，慢性膵炎を疑われ，腹部超音波検査，CT，ERCP（内視鏡的逆行性膵管造影）などを施行されたが異常は認められなかった。飲酒は機会飲酒程度であり，症状のある間は禁酒を守るものの改善しない。消化管機能調整薬，抗トリプシン薬などが投与されたが，明らかな効果は見られず，血清トリプシンの高値も持続するため，主治医からコンサルトを受け，筆者が治療を担当することになった。

　初めての面接において，上記のような病歴が語られた。特に，今までに下痢や腹痛などの症状に苦しめられ続けてきたこと，どこの医療機関へ行っても「検査では異常がない」と言われたこと，そう言われるとますます不安になったことなどが語られた。精神的なものだとか，ストレスのせいだとも言われたが，自分ではどうしても思い当たるふしがない。「どうしてこんなに具合が悪いのでしょうか。身体の具合さえ良くなれば私には何の問題もないのですが」と語るAさんに，筆者は返す言葉がなかった。

　話を聴きながら，筆者はこんな風に考えていた。Aさんの身体症状は，もちろん，いわゆる消化器の機能的な症状として説明し得る。器質的な異常は，これまでに種々の検査が行われても何も発見されていないのだから，おそらく存在しないのだろう。身体の機能的症状にはいろいろな要因が影響する。もちろん日常生活上のストレスなども大いに影響する。仕事の問題や家庭の問題はどうなのだろうか。しかし，Aさんはそれについては何も語らない。隠しているわけではなく，身体の問題で頭がいっぱいなのだ。こんな状況で，心理的なことを根掘り葉掘り問いただしても，おそらくうまくはいかないだろう。それは，今までの医療機関で，身体症状の原因を探りだそうとして延々と検査を繰り返し，かえって状況を

117

第2部

ナラティブ

悪くしてきたのと全く同じこと（こんどは心理的な原因を探す努力を繰り返す）をしていることになる。それでは，今一番大切なことは何か。それは，今ここで「身体の具合をなんとかしてほしい」と真剣に悩んでいるＡさんの存在そのものを受け入れることではないか。そう考えているうちに，つぎのような言葉が筆者の口を突いて出た。

　「どうもお話を聞いていると，いわゆるどつぼにはまっているというか，弱り目にたたり目というか，そういう状態のようですね。身体の調子が悪いと気分が滅入る。気分が滅入るとますます身体の調子が悪くなる。いわゆる悪循環というやつですかねえ」

　するとＡさんの顔色がぱっと輝いた。「そうそう。そうです。そのとおりです。まさに悪循環にはまっているのです」。筆者は，これでＡさんとつながることができたと感じた。しばらく，これからの方針について話し合ったあと，これ以上の身体症状の原因探索はとりあえずやめること，日常生活にさしつかえない程度の体調への復帰を目標として治療を続けることで合意し，抗うつ作用と食欲増進作用を期待するスルピリドと機能性胃腸症に有効とされる桂枝加芍薬湯を投与した。

　2週間後の来院時，Ａさんは「前回に比べるとうそのように調子が良くなりました。仕事も問題なくできます」とうれしそうに述べた。それに続いて「10年前は確かに仕事上のストレスがあり，それが体調を崩したきっかけだったと思います」と，前回は語られなかったストレスとの関連について自発的に話すようになった。その後，薬物を漸減しても体調は安定するようになった。治療開始後6カ月ころ，Ａさんは「以前からストレスがたまったり，いろいろ考え込んだりする

第8章
物語のすり合わせ── NBM の技法（3）

と，まず不眠になり，その後必ず腹痛や下痢が起こりました。そうするとそれが気になって，ますます朝の気分が悪く，だるさがひどくなるということを繰り返していました。検査を受けて異常なしと言われても，不安になるばかりでした。今は，自分の心と身体が連動しているということが実感できます。だからひどい状態にはなりません。私は10年間悪循環にはまっていたのですね。こういうのを心身症と言うのでしょうね」とにこやかに語った。その後，通院は半年に1回程度となり，問題なく日常生活を送っており，血清のトリプシン値も正常範囲内にある。

4．事例の考察

　医療人類学では患者の体験する主観的な苦しみを「病い（illness）」と呼び，それに対して生物医学的な観点から解釈される，客観性を持った異常を概念化したものを「疾患（disease）」と呼ぶ。NBM は患者の主観である「病い」を重視することはすでに述べたが[7]，決して「疾患」を無視するわけではない。しかし，NBM は「客観的実在としての疾患」というよりは，「疾患についての物語」に焦点を当てる。Aさんの主観的な苦しみである「病い」は，主として「腹部症状」と「うつ気分」からなっていた。それに対して，それまで訪れた医療機関では，Aさんの症状を説明する「疾患」を発見するためにいろいろな検査が繰り返された。しかし，10年間にも及ぶ身体の不調に対して「疾患の物語」が確立されることはなく，常に「異常はない」，「原因は不明」という説明が繰り返されるばかりであった。Aさんは自分自身の身体の不調を説明できる「説明物語」を確立することができず，常に「何か重大な疾患を見落とされているのではないか」と

119

いう不安に苛まれてきた。この持続する不安が，自律神経系や内分泌系を通じて，消化器諸臓器の機能異常や知覚閾値の低下を来たし，症状を慢性化させていたことは，容易に想像できる。

次に，精神科を訪れたＡさんに対して，「仮面うつ病」という新たな「疾患物語」が与えられた。Ａさんは少なくとも一時的にはこの物語を受け入れ，抗うつ薬の服用によって病状の軽快をみた。しかし，この「仮面うつ病」という物語は，Ａさんの消化器症状のたびたびの増悪を十分に説明するものではなく，Ａさんは結局通院を中断してしまう。

再度症状が増悪し，当科を受診した際に，今度は血清膵酵素の上昇という新たな事実が浮上した。ここで「膵炎」という新しい「疾患物語」が，Ａさんに提示された。これによって，「原因が不明である」という物語不在の状況は打破されるかに見えた。しかし，この「慢性膵炎物語」は，新たな問題をＡさんにもたらすことになった。「膵臓の病気は一生治ることはなく，不摂生することによって進行する」という悲観的な物語は，Ａさんに益々の不安を与えることになった。

上記のように，Ａさんは自身の陥っている状態を説明できる十分に有効な物語を確立できずにいた。そんなＡさんと筆者との対話の中で浮かび上がって来たのが，「心と身体の悪循環」という新たな説明物語であった。この物語はＡさんにとって，ぴったりとくるものであった。それは，対話の中での「そうそう。そうです。そのとおりです。まさに悪循環にはまっているのです」という感情のこもったＡさんの言葉にはっきり示されている。その後の治療経過は，この「新しい物語の共有」が，Ａさんの身体症状と気分を大きく変化させたことを明瞭に示している。そして６カ月後の面接では，Ａ

さん自身によって再構築された「心身症の物語」が詳しく語られることになった。「今は，自分の心と身体が連動しているということが実感できます。だからひどい状態にはなりません。私は10年間悪循環にはまっていたのですね。こういうのを心身症と言うのでしょうね」。このAさんによって語られた，新たな「心身症の物語」は筆者にも感動を与えるものであった。この物語は，筆者とAさんの共同執筆による作品であると言えるだろう。

5．相容れない物語のすり合わせは可能か？

Aさんの事例においては，わずか半年余りの経過の中で，説明モデルの変容が生じ，それがAさん自身の症状を含む「現実」を劇的に変化させたと思われる。しかし実際の診療において，このような劇的な物語の変容が生じることはむしろまれである。多くの場合，患者は「自分の症状は身体の病気のせいであり，医療者はそれを見落としている」という物語に強く囚われていることが多い。それに対して医療者が，「あなたの症状は精神的なものであり，身体の病気ではない」という物語を抱いているとすれば，通常この二つの物語は相容れない。双方ともに自身の物語に基づいて，現実の出来事（例えば，昨日から患者の症状が悪化しており，それを患者は執拗に訴えている）を意味づける。その結果，患者は「この医療者はこんなに苦しんでいる私を理解してくれない」と感じ，医療者は「この患者は，医療者の説明に耳を貸さない」と感じ，互いに不快な思いに陥ることになり，両者の関係は益々悪化していく。このような状況において，医療者が患者に「あなたの症状は心理的なものである」という説明や説得をいくら行っても，それによって患者の物語が変化することはない。

第2部
ナラティブ

　それでは，そのような場合と，Ａさんのケースとはどこが異なるのだろうか。

　第1に「悪循環の物語」は，「患者の苦しさは身体のせいか，それとも心のせいか」という二律背反的な問いに直接答えるものではなく，むしろ「心と身体の関係はどうなっているのか」という，両者をともに説明しうるような性質を持った物語だと言える。もし筆者が，「身体の病気を見落とされているのではないか」というＡさんの物語を真っ向から否定するような物語のみを語ったとすれば，それをＡさんが受け入れることはなかっただろうと想像される。

　第2点として，「悪循環の物語」がＡさんに受け入れられたのは，筆者から提案されたこの物語が，Ａさんが潜在的にすでに感じとっていた「物語の筋書き」に一致したからであり，そうでなければこの物語が共有されることはなかったであろう。物語の共有は，医師から患者への物語の一方的な押しつけによって生じるものではなく，対話の中で，新しい物語が浮かび上がり，共同執筆されることが重要なのである。

　第3に，「説明物語」とは，一見自分のおかれている状況を説明するという，合理的な作業に役に立つものと考えられがちであるが，物語には必ず理性を超えた感情的な次元がある。原因不明の身体症状に悩まされる多くの患者にとって，「身体の病気があるに違いない」という物語を放棄することは，「説明物語の不在」というより深い混沌状況へと投げ入れられることを意味する。このような状況は強い不安，恐怖を誘発するし，時には深い抑うつ気分や，自分の物語を否定されたということに対する強い怒りなどの感情に支配されてしまうこともある。医療者がこのような患者の苦悩に対して，真に共感的な態度を取りうる時，初めて物語りの変容が始まるので

第8章
物語のすり合わせ── NBM の技法（3）

はないだろうか。

　最後に，Ａさんと筆者との関係はそもそも治療関係として
スタートしており，その意味では有利な条件があったとも考
えられる。医療現場において，最初から「不信」や「対立」
が渦巻く状況から，その関係をスタートしなければならない
ような場合も多い。最近注目されている，医療事故をめぐる
裁判外紛争処理における調停（メディエーション）は，その
典型的な例であろう。このような厳しい背景においても，粘
り強く対話的関係を構築し，相容れない当事者の物語と医療
の物語を交錯させることにより，当事者にとってより良い新
しい物語の浮上をもたらす可能性がある。最後に，医療メデ
ィエーションとナラティブの関係についての和田の主張[5]を
引用して，本章の終わりとしたい。

　「ナラティヴとは，ことばの向こう側にある『語りえないもの』
をも含んで成立しており，そうした次元をも含めて語りを交錯
させていくことが重要なのである。『語りえない痛み』への共感
と，患者側の苦悩のありのままの受容，医療者側によってそれ
がなされて初めて，患者・遺族にとっても，新たなストーリー
の書き換えへの可能性が開けてくるのである」
　（和田仁孝：「医療事故紛争のナラティヴ」In：江口・斎藤・野
村編『ナラティヴと医療』p.104）

123

第2部
ナラティブ

第9章

物語能力とその教育法
——ナラティブ・メディスンを中心に

はじめに

　NBM とは,「患者（と医療者）の物語を最大限に尊重し,良質な対話を通じて新しい物語の創造を目指すような医療実践」であると筆者は考えている。米国の家庭医療学の重鎮である Taylor RB は,その著書の中で,NBM を「患者が自身の人生の物語を語ることを助け,『壊れてしまった物語』をその人が修復することを支援する臨床行為」と定義している[1]。本書の第2部（5〜8章）では,NBM の概略的な定義,NBM の代表的なプロセス,NBM で用いられる技法のいくつかについて解説してきた。それでは NBM の実践のためには,ナラティブに関する知識（knowledge）と,対話を実行するための技術（technique）を身につければそれで十分なのだろうか？　多くの人はそうではないと答えるだろう。良質の医療実践を行うためには,知識と技術だけでは不十分であり,それらを支える「何か」が必要だということを多くの人が経験的に知っている。その「何か」とは一般には態度（attitude）とか姿勢（stance）などと呼ばれるものである。

1. 医療における態度教育

　近年,医療者が備えるべき資質（あるいは能力）は,医療

124

第9章

物語能力とその教育法——ナラティブ・メディスンを中心に

プロフェッショナリズム（medical professionalism）という観点から論じられるようになってきた。これらの資質をどのようにリストアップするかについては必ずしも定説はないが，例えば，「医学的知識」，「コミュニケーション能力」，「倫理的・法解釈的能力」の三要素とか，「医師・患者関係構築能力」，「省察能力」，「時間管理能力」，「医療者間関係構築能力」の四要素などが提案されている[2]。しかし，これらの資質を数え上げて，知識として学生や研修医に教育しても，直ちにそのような行動が促進されるわけではない。典型的な例として，しばしば以下のような問題が起こる。

「医療者は，他者に対して受容的，共感的に接しなければならない」ということを教員が学生に教育したいとする。往々にして教員は，授業，あるいは実習の現場において，「他者に受容的，共感的に接することのできない学生」を，「そんな態度ではだめだ。もっと患者を受け容れなさい！」と叱責する。しかし，このような教育が功を奏することは滅多にない。多くの場合，学生は教員から「他者に対する受容的・共感的態度」を学ぶのではなく，「他者を叱責し，コントロールする（教員の）態度」を学んでしまう。なぜならば，その学生が教員から受けたものが，叱責とコントロールだからである。つまりこのような教員の態度は，学生にとってのロールモデルにならないのである。

同じような問題は，医療・医学教育における「隠されたカリキュラム（hidden curriculum）」としても論じられている。学生や研修医は，授業において，利他性，共感性，省察性，倫理性などの「医療者としての美徳」を教えられる。しかし，彼らが臨床実習や実際の職場において直面するのは，そのような「原則」とは正反対の現実である。このような状況にお

第2部
ナラティブ

いて，多くの学生や研修医は，「どうせ世の中なんてこんなもの」という冷笑的な態度を身につけるか，自省的な態度を放棄して，「美徳」を他人には語るが自分では実行しないような，非自省的な態度を身につけてしまうことになる[3]。

　上記のように，現在までに行われて来た，主として知識伝達による教育法では，望ましい態度や行動様式を学生や医療者に身につけさせるには限界がある。しかし一方で，「望ましい態度や美徳は，生まれつきのもの，あるいは少なくとも子どものころに身につけるものであって，教育機関での教育によってそれを変えることはできない」とする見解は，教育そのものの放棄につながってしまう。本章では，そのようなジレンマを踏まえて，医療者が身につけるべき基本的な能力としての「物語能力（narrative competence）」という概念を前面に押し出し，望ましい医療を実践できるための「態度」を涵養する多彩な方法論を提唱・実践しているムーブメントとしてのナラティブ・メディスン（物語医療学；narrative medicine, NM）について紹介したいと思う。

2．ナラティブ・メディスンと物語能力

　NMは，米国コロンビア大学のCharon Rによって提唱された，医療・医学における新しいムーブメントである。本書で詳しく述べてきたNBMをはじめとする医療におけるナラティブ・アプローチは，1990年代後半から世界的に展開してきたものであり，NMもその考え方の多くを共有している。しかし，NMの源流は，1980年代から米国において生じてきた，医学教育に人文学的観点を取り込む「文学と医学」（literature and medicine）にある。主として英国を中心に提唱されたNBMが社会構成主義を中心としたポストモダ

126

ン思想の影響を強く受け，EBM との対比または補完として理解されているのに対して，NM はむしろ医学における人文主義（medical humanity）をその源流としており，医療の人間的側面と医療倫理に焦点をあてている。この Charon による NM のプロジェクトは，コロンビア大学において 2000 年にスタートした医学生，研修医，看護師やソーシャルワーカーなどの多職種を対象とした教育と訓練のプロジェクトであった。Charon は 2006 年に *Narrative Medicine: Honoring the Stories of Illness* と題する教科書を出版し，NM を「物語能力（narrative competence）を通じて実践される医療」であると定義している[4]。

　つまり NM とは，物語能力を身につけた医療者によって実践される医療のことであり，必然的に物語能力は NM の中核的な概念であるとともに，実践のために欠くことのできない能力ということになる。物語能力の直接的な定義は，「病いの物語（stories of illness）を認識（recognize）し，吸収（absorb）し，解釈（interpret）し，物語に動かされて行動（be moved by）するための能力（competence）」とされている。

　「○○能力」あるいは「○○力」という言葉は，本邦においても色々な分野で多用されており，時には極めて安直な用い方がなされていることも多い。「女子力」とか「鈍感力」など，定義の全くはっきりしない言葉や，「コミュニケーション能力」のように，しばしば非常に偏った意味で用いられ，時には差別的な表現を誘発するものさえある[5]。そこで，「物語能力」について論じる場合，「能力（competence）」，「実践（practice）」，「技能（skill）」，「成果（outcome）」といった概念について，あらかじめ整理しておく必要があるように思わ

127

第2部
ナラティブ

れる。

　実践とは目に見える（観察可能な）プロセスであるが，能力それ自体は決して目に見えない。しかし実践が遂行されるためには能力が必要であり，能力は実践が遂行された時に初めてその存在が証明できる。因果関係としては能力が原因で実践はその結果である。しかし現場では，その実践者が能力を持っているかどうかは，実際に実践が効果的に行われているという観察可能な事実，あるいはその記述から事後的に推定される。この観察可能な「効果」は，成果（outcome）と呼ばれ，多くの場合，記述・計測・定量が可能である。能力とは，有効な実践を行うために必要とされる，一種の可能態（潜勢態）であり，ある成果が得られた時，初めてその実践者の能力が推定できる。まとめると，「実践（practice）」とは，目に見えない「能力（competence）」を用いて（通じて）何らかの目に見える評価可能な「成果（outcome）」をもたらすようなプロセスであると言える。

　したがって，ある医療者が「物語能力」をもっているということは，その医療者は，必要な状況で，ある特定の人に対して，適切な物語的行為（成果をもたらす実践）を実行することができるということである。このような適切な行為を実行するために，その個人にとって必要な一連の行動様式を一般には技能または技法（skill）と呼び，能力が目に見えない潜勢態であるのに対して，技能はある程度目に見えるものである。具体的な技能は，知識，技術，態度の3つの側面をもっている。したがって，物語能力の教育とは，具体的には物語技能を教育・訓練することであり，そのためには知識・技術への教育法を超える統合的な戦略が必要になる。知識については講義や教科書を読むことが，技術の習得にはロールプ

128

レイなどの実技実習が有効である[6]。しかし態度は，知識や技術の「行間」に現れるものであり，教育の場全体の文脈を通じて伝達される。NM の教育法はそのような統合的な観点から計画されているもののように思われる。

3．ナラティブ・メディスンの3つのムーブメント

NM は，非常に豊富な理論的，方法論的基盤をもつ実践であるが，Charon は物語的行為としての NM を3つの非常にシンプルな要素として整理している。それらは，配慮（attention），表現（representation），参入（affiliation）[註]であり，Charon

---

註）NM 実践の三つ組（attention, representation, affiliation）は，NM の核心的なプロセスを表現する概念であり，それらを日本語に置き換える時にどのような訳語が適切かについては慎重な検討が必要だろう。特に affiliation については，これまで日本語の定訳がない。NM における affiliation は，attention と representation を通じての実践のサイクルが進展することによって，医療者と患者，医療者と同僚，医療者と社会といった異なったレベルにおいて「良好な協力関係」が生じることが想定されている。それは NM の実践がもたらす究極の状態であり，通常であれば「連携」，「提携」，「協同」といった訳語がふさわしいのかもしれない。しかし，それらの日本語には，それぞれ coordination, cooperation, collaboration といった対応する英語表現がすでにあり，それらとのニュアンスの違いが表現できない。個別の医療者の経験という視点からみると，affiliation は attention と representation という行為と学習を繰り返しながら，「癒しの関係（共同体）」へ自らを開き，加入し，結果的に帰属するという意味合いを持っている。このような経験においては，その医療者にとって，自分と患者，自分と他の医療者，自分と社会，そして自分と自分自身との関係における根本的変容が避けられない。そのような経験を含意するために，affiliation に対して「参入」という訳語を当てたが，この用語が使われる文脈によっては，「提携」あるいは「連携」と訳した方が良い場合もあると思われる。

はこの3つのムーブメントを,「ナラティブ・メディスン実践の三つ組（narrative medicine's practical triad）」と呼んでいる。[4]

　以下に Charon らによる, この三つ組への簡明な解説を引用する[7]。

　　Attention（配慮）とは, そこにおいて聴き手, 目撃者あるいは読者が, 他者からの物語を受け取ることができる, 受容的な状態（state of receptivity）である。配慮の状態を実現するために, 受取手は物語を与えてくれる人に, 精密に, 深く焦点をあてる。物語を与えてくれる人は, 患者であったり, 学生, 小説家, 詩人, 時には画家や作曲家であったりする。受取手は自分の存在を消すのではなく, むしろ自分自身を, 他者からの贈り物を容れる容器として差し出す。注意深さ（mindfulness）と好奇心を組み合わせて, 受取手は他者が伝えてくるもの全てを把握する。交流から浮かび上がる事実——言葉, 沈黙, 動作, 雰囲気など——の全てを無駄にしない。

　　Representation（表現）とは, 配慮に満ちた目撃者が, 受け取ったものを提示するひとつの方法である。典型的には, 表現は言語によって行われる。例えば物語や, 覚え書きや経過記録など, 他者から受け取ったものを把握するために書くことがその例である。（絵画や映像による表現もありうるが, ここでは文章記述された表現に限定する）。表現されたものは, 書き手, 表現された主体, 臨床のプロセスに関わった他者によって読まれることになる。…書くことは, 実体のないものに実体を与え, 書き手が書くまでは知らなかった自分自身, そして他者と交流することを可能にする。

　　Affiliation（参入）は全ての臨床行為の究極の到達点である。それは, 患者と臨床家の間, 臨床家と同僚の間, 臨床家でもある教師と学生の間, そして医療者と私達が奉仕する市民との間の全てを含む。強固な参入／連携は, 全ての癒しの出来事の基

第9章
物語能力とその教育法──ナラティブ・メディスンを中心に

盤を提供する。

4．ナラティブ・メディスン教育法の実際

Charon を中心とするコロンビア大学での NM の教育は，非常に多様な方法論を含んでおり，単純にまとめることは難しいが，筆者の理解するところでは，そのコアは，上記の配慮・表現・参入としてまとめられる実践を可能にする態度や構えを身につけるための，読む（聴く）・書く・共有するという作業を受容的で自由な雰囲気において体験させるワークショップという形式をとっている。本邦でも Charon の書籍などを参考にした独自の実践が試みられ，報告されてきたが[3, 8, 9]，米国で行われている教育の実際についての直接経験が報告されることは稀であった。

2015 年に Charon 教授が初めて来日し，本邦において初めて，講演とワークショップが行われたことによって，NM 教育の実際の一部が直接紹介されることになった[10]。以下，2015 年 6 月 21 日に聖路加国際大学で行われ，筆者がコーディネーターを務めたワークショップの，上村直子氏による体験報告を，許可を得て全文引用する[11]。読者にもその雰囲気を味わっていただければと思う。

リタ・シャロン教授による NM ワークショップ ──ナラティブの巡礼の日

ナラティブ・メディスン（narrative medicine）とは，ナラティブ（物語）を注意深く読み，聞き，受け取り，それを言葉で表現するといった一連のナラティブ・コンピテンス（物語能力）を用いた臨床実践とされています。リタ・シャロン先生が医療における新たな枠組としてこの概念を開発・提唱

131

し，米，コロンビア大学で教育訓練をスタートさせて以来，今や世界各国に広がりをみせています。日本においても，著書が邦訳された 2011 年以降，ナラティブを冠した研究や実践の報告が精神科領域に限らず増えてきています。しかし，先を行く米国から見れば，まだ端緒についたばかりといえそうです。

　ナラティブ・メディスンとはそもそもどのようなものであり，そのスキルをいかにして身につけ，臨床の中でどう実践するのか──。こうした問いに強い関心を抱く医師，臨床心理士，看護師，医学・看護の教員ら約 80 名が，ナラティブ・メディスンの開発者であり，医学，文学，英語学，倫理学の広範な学問的背景をもつシャロン先生のワークショップに定員を超えて集まりました。

　冒頭，自己紹介を兼ねてシャロン先生は，ワークショップに先立つ 7 日間の日本滞在で発見したことがあるとして，「日本にはナラティブ・メディスンを取り立てて伝える必要はないのではないか」と語り，意気込む参加者らの意表をつきました。先生が 15 年前にナラティブ・メディスンの運動を起こしたのは，「当時の米国の医療が病いを生きる患者への関心を欠き，病いの語りに耳を傾けるどころか，患者に居たたまれない思いを抱かせていたからであり，どうにかして本来あるべき方向を向かわせる手立てを必要としていた」と説明し，「せかせかしている米国人とは対照的に，日本人は今ここにあなたとともにいますという意識をその態度の中にすでに備えているから」とその理由を述べられました。日本人がもっているというそうした意識がナラティブ・メディスンにとって何であるのか，このワークショップを終えた時点で参加者はそれぞれに知ることになりました。

132

第9章
物語能力とその教育法──ナラティブ・メディスンを中心に

「ナラティブの巡礼の一日」と名付けられたワークショップは以下の4つの部分で構成され，その名が示すとおり，村上春樹氏の小説『色彩を持たない多崎つくると，彼の巡礼の年』の抜粋を題材としながら進行しました。

　1．Opening：導入
　記述演習を織り交ぜたナラティブ・メディスンの概要理解
　2．Narrative Listening：物語的傾聴
　言葉および音楽をその意味を含めて聴き取る演習
　3．Co-creating Narratives：物語の共同創造
　相互に語り，聴くことを通してナラティブが生起する過程を体
　　験する演習
　4．Unlocking Metaphor：メタファーの扉を開く
　小説におけるメタファー（隠喩）に着目し，その働きを理解す
　　る演習

　ワークショップの内容を駆け足でたどってみることにします。
　ナラティブ・メディスンとは何であり，何ができるのかを簡単に聞いてから早々に課されたのは，「自分の名前」について3分間で記述し，それを臨席の3人で声を出して読み合い，聴くという課題でした。課題を終え，全員で何人かの記述を聴いたところで，シャロン先生は「名前には家族の歴史や記憶，つまり時間性や個別性が凝縮されています」と指摘し，「ところで書くという行為の中であなたにどんなことが起こったでしょうか？」と問いかけ，しばらく間を置いてから「記述するうちに自分でも思いがけない解釈や意味づけをしている自分を発見して驚いたはず」と明かされました。
　次に，ウィスラーの絵画やセザンヌの「サント・ヴィクト

133

第2部

ナラティブ

ワール山」の連作をゆっくり鑑賞し，何が見えるかについて
コメントを求められました。「描かれるまでその絵を見ること
ができないのと同様に，物語も語られるまでとらえることは
できない」という当たり前の事実を聞かされ，参加者は深く
うなずきます。「私たちは絵の世界に入っていき，自分のすべ
てで感じようと配慮（attention）を傾け，見てとらえたもの
を言葉で表現（representation）しました。すると，描かれた
絵とその奥にある意味が姿を現します」とシャロン先生は私
たちが今体験したことを言葉にしてくださいました。

　さらに小説の抜粋を注意深く読み，感じ取り，それを表現
し，同じ手順でセロニアス・モンクのジャズナンバー「ラウ
ンド・ミッドナイト」のピアノ演奏を聴き，感じ取り，表現
する演習を経て，ナラティブの共同創造というセッションに
入りました。3人1組となって，一人が5分語り，残る2人
の聴き手はその内容をその後5分で記述し，披露し合います。
不思議なことがさまざま起こりました。参加者のほとんどが
相手の話を聴くのがもっぱらで，語ったり聴いてもらったり
する体験がほとんどなかったということへの驚きの発見，聴
き手による記述の違いとそのユニークさ，前の語り手に影響
される次の語り手の内容等々。ある一組は初対面同士であり
ながら，わずか5分の語りで非常に深い交感を体験していま
した。この演習で理解したことは，注意深く配慮を傾けて聴
くためには，聴き手がこれから生まれてくる語りに大きく関
与していることを十分認識する必要性です。

　日本語ではナラティブもストーリーも「物語」と訳されま
すが，ワークショップを通して理解したその違いは，ナラテ
ィブには聴き手が不可欠だということです。形を成してすで
にそこにある物語がストーリーであるとすれば，ナラティブ

は，それが自分自身であろうと他者であろうと聴き手を得る
ことをきっかけにして，語り手が今この瞬間に自分の言葉で
浮き彫りにしていく物語だと言えます。ナラティブが生まれ
るためには語られなければならず，語るためにはその語りを
聴く存在を必要とします。語ることによって，それまで形を
成していなかったものを言葉で浮き彫りにして知覚し，語ら
れたものの意味までつかみ取ります。語り手は，語ることを
通して自分を発見するのです。

　このワークショップでは，参加者は語ることと聴くことの
双方のスキル，つまりナラティブのスキルを体験しました。
「私達はナラティブの産婆です」とシャロン先生が言うとお
り，語ることで生み出される患者のナラティブの全課程に私
達は聴き手として立ち会い，患者が自分の力で語りを生み出
していくのを静かに励まし，生まれ出た物語を受け止める器
になることが求められています。そして，その物語を今度は
聴き手が自分の言葉で書き表す必要があります。

　現に，参加者はシャロン先生の穏やかでゆったりとした
"Yes..., yes..., "の相槌に励まされ，安心を得ながら，自分の
中で今まさに生まれようとするコメントを述べていたように
思います。相手の語りに自分を開いて耳を傾けるシャロン先
生のたたずまいは，ナラティブ・メディスンを体現していま
した。

　シャロン先生が著書で繰り返しているとおり，物語能力の
獲得には長期にわたる集中的な訓練が必要です。では，この
１日ワークショップで得られたものは何かといえば，「ナラ
ティブのスキルとはこういうものなんだな」という感触です。
参加者はナラティブ・メディスンの世界をその戸口から垣間
見たに過ぎませんが，その印象を自分の感覚としてつかめた

第2部
ナラティブ

ことは何より大きな収穫であったと思います。

第3部
ナラティブとエビデンス
──対立から調和へ

第 10 章
EBM と NBM の統合的理解——実践と研究

第 10 章

EBM と NBM の統合的理解

——実践と研究

はじめに

ここまで 9 章にわたって，EBM と NBM の実践について述べてきた。EBM と NBM をともに「医療における方法論」であると考えると，それを実践レベルにおいて統合的に用いることはさほど困難とは思えない。しかし EBM と NBM を，医療における異なった科学的パラダイムであると考えるならば，そこには共訳不可能性という問題が生じる。本章では，以下の 2 つの観点から EBM と NBM の統合的理解について考察していきたい。第 1 に，EBM と NBM を，医療の現場においてどのように実践的に統合するかという問題について述べる。第 2 に，研究という視点から見た場合，臨床疫学アプローチと物語的なアプローチの関係をどう考えるかという問題について考察したい。

1. EBM と NBM の臨床現場における統合的実践

1）EBM の実践に NBM（対話）を取り込む

すでに述べたように，EBM とは，「臨床実践において，エビデンス，患者の意向，臨床能力の三者を統合すること」であり，また「個々の患者の臨床判断において，最新最良のエビデンスを明示的に良心的に一貫して用いること」である。そ

139

第3部
ナラティブとエビデンス──対立から調和へ

の実践は5つのステップ（ステップ1：患者の問題の定式化，ステップ2：問題についての情報収集，ステップ3：得られた情報の批判的吟味，ステップ4：得られた情報の患者への適用，ステップ5：これまでの実践の評価）として描写される（第3章参照）。EBMのステップ2，3は，臨床疫学的な情報の批判的吟味を中心とするプロセスであるが，ステップ1と4は，患者との対話を中心とする過程である。特に，エビデンスを話題として取り込みながら，患者と医療者が方針をすり合わせる過程であるステップ4は，NBMそのものであると言っても過言ではない。その具体的な実践については，本書第4章において詳しく述べた。

　EBMの研究者や実践者にとって，患者との対話の重要性は，EBMの推進運動の初期のころから十分に意識されていたし，強調されてもいた。したがって，EBMとはもともとNBMを内包するものであり，EBMがていねいに実施される時，それをNBMと区別する必要がないとする主張も，根拠のないことではない[1]。しかしEBMの実践において，エビデンス（科学的な根拠）のみが話題として取り上げられ，それ以外の話題が無視あるいは軽視される時には問題が起こってくる。また臨床現場において，問題解決に有効なエビデンスが同定できる場合は，半分以下であるという指摘もある[1]。本来EBMは，「有効なエビデンスが存在しない」状況においても，それを前提にして対話を続けるという形で，実践を継続することができるのであるが，このような実践においてはNBMの考え方を大幅に取り入れることが必要になるだろう。

2）NBMの実践にEBM（エビデンス情報）を取り込む

　NBMに統一された定義があるわけではないが，筆者らは，

第 10 章
EBM と NBM の統合的理解——実践と研究

「病いを，患者の人生という大きな物語の中で展開する一つの『物語』であるとみなし，患者を『物語を語る主体』として尊重する一方で，医学的な疾患概念や治療法もあくまでも一つの『医療者側の物語』と捉え，さらに治療とは両者の物語をすり合わせる中から『新たな物語』を創り出していくプロセスである，と考えるような医療」として定義することを提案した。また NBM のプロセスの一つの代表例として，①患者の物語の傾聴，②患者の物語についての物語の共有，③医療者の物語の進展，④物語のすり合わせと新たな物語の浮上，⑤ここまでのプロセスの物語的評価，という 5 つのステップを提唱した（第 5 章表 2；83 頁参照）。

　NBM は，患者の病いの体験の語りを最も重要なものとして尊重するが，医療者がさまざまに構成する「医療者の物語」をもまた重要なものと考え，実践の現場での医療者と患者の物語のすり合わせのプロセスを重視する。このような実践においては，「疫学的なエビデンス」もまた，「臨床に有用な一つの物語」とみなされる。「エビデンス」は有力な話題の一つとして，医療者と患者との「今ここでの対話」に取り込まれる。したがって，エビデンスを尊重する姿勢は，NBM の実践となんら矛盾しない。ただし NBM は，「エビデンス」を「唯一の真実」とみなすことはせず，他のさまざまな物語群（患者や家族の説明物語，基礎科学的知見，相補代替医療などの西洋医学とは異なった視点や知見など）を，全て対話の中で利用できるものと考える。NBM の実践においては，最終的な臨床判断は「対話から浮かび上がる新しい物語」に従ってなされるということになる。

141

第3部
ナラティブとエビデンス──対立から調和へ

3）スタンスとしてのナラティブ，ツールとしてのエビデンス

　EBM と NBM を実際の臨床現場でどのように統合するかについての，筆者の考え方はおおむね以下のように説明できる。臨床実践における基本的な姿勢（スタンス）として，ナラティブを尊重する態度を採用する。具体的には，患者や家族を，自分自身の体験についての専門家として尊重し，医療者は中立的な好奇心（無知の姿勢）をもって，患者や家族が語る物語を傾聴し，進展させるように援助する。そして医療者の物語を，唯一の真実と考えるのではなく，さまざまな物語の多様性を認める。しかし，これらの多様な物語の中でも，エビデンスはとりわけ重要な意味を持つ。医療者は，エビデンスとは何を意味しているのかについての正しい理解と，現時点で手に入る最良のエビデンスをできる限り収集する必要がある。そして，収集されたエビデンスの批判的吟味を通じて，目の前の患者に適用できる最良のエビデンスを，医療者の物語の一つのストックとして携えておくことを心がける。そして最終的には，患者や家族との対話において，エビデンスをも含めた複数の話題を丁寧に取り交わすことによって，とりあえずの方針を決めていく。エビデンスは，臨床判断を単独で決定するものとしてではなく，あくまでも対話の中で利用できる道具（ツール）の一つとして用いられる。このようなエビデンスの用い方は，EBMの観点から言っても，間違った使用法であるとはいえない。

　このような臨床実践においては，その患者の診療についての有効なエビデンスが手に入らない状況においても，エビデンスがないということを前提としたまま会話を継続することで，実践そのものは破綻しない。逆に，エビデンスが存在しないということを確認することは，対話の中で可能な方法を探るという方法論の正当性が容認されるということでもある。

第 10 章
EBM と NBM の統合的理解——実践と研究

　具体例の一つを挙げると，急性腰痛に対する診療などにおいては，このような考え方が適用できるだろう。急性腰痛の診療において，かっては有効と考えられてきた治療法（筋弛緩薬，運動療法，安静，牽引，腰椎の支持，マッサージ，温熱や冷却などの物理的療法など）のほとんどにおいて，有効性のエビデンスが否定されるか，明瞭なエビデンスが今のところないということが明らかになった。現在のところ，有効性が証明されている対応法は「活動性を維持するよう助言すること」と「非ステロイド性抗炎症薬」のみである[2]。

　一見このようなエビデンスは，急性腰痛に対する医療の必要性を否定するもののように見える。しかし，患者は「痛みをなんとかしてほしい」という希望をもって，医療者を訪れているわけであるから，まずその訴えを十分に傾聴し，患者が何を望んでいるかを明らかにした上で，「通常は90％以上が6週間以内に治癒する」，「日常生活を続けることで治癒が遅れることはない」というエビデンス情報を伝え，日常生活についてのアドバイスを与えることができる。さらに患者の希望に応じて，「少なくとも害にならない治療法」の選択肢から，いくつかを提案することは倫理的に許されるだろう。この時に，「エビデンスが証明されていない治療法をエビデンスがあるかのように語る」ことは倫理違反と言わざるを得ないが，「この治療法には一般的なエビデンスは証明されていませんが，あなたには効くかもしれません。良かったらやってみませんか」と提案することは倫理違反ではない，というのが筆者の見解である（第2章参照）。

　しかしもちろん，このような考え方が唯一の正解であるということではない。エビデンスの持つ特性，ナラティブの持つ特性を十分に理解した上で，各々が自分のおかれた臨床的

143

第3部
ナラティブとエビデンス──対立から調和へ

コンテクストに応じて，自由に個性的な診療モデルを構築することが推奨される。

2．エビデンスとナラティブ──研究の視点から

　前節で述べたように，エビデンスを実際の臨床実践において利用できる情報として考える限り，EBM と NBM は実践において特に矛盾することなく両立する。しかし，医療を臨床判断の連続と考える時，その判断の根拠となるエビデンスの信頼性や質が問題になる。さらに，このようなエビデンスのヒエラルキーをどう考えるか，あるいはエビデンスに基づくガイドラインの作成の妥当性ということを考えると，研究的な側面から EBM と NBM を再度見直しておく必要がある。

　この問題については，第1章，第2章においてすでに一部論じたが，かなり複雑な問題であり，単純化して述べることは難しい。ここでは，エビデンスの質は，そのエビデンスが何をどのように判断するために必要とされるのかということと無関係に決めることはできないという視点にたって，臨床疫学的な研究と，物語的アプローチによる研究を比較することで，この問題について考察してみたい。

1）何を目的に研究をするのか？

　具体的な例に沿って考えてみよう。慢性腰痛の患者さんを多数扱っている治療者がいるとする。治療者の臨床疑問が，「慢性腰痛の患者さんに強化集学的生物心理社会的リハビリテーションを行うことは，他の治療を行うよりも，より良い治療効果（疼痛軽減，機能改善）が得られるか？」というものだったとする。この臨床疑問についてエビデンスの二次資料集を検索すると，複数の RCT（無作為割付臨床試験）のシ

第 10 章
EBM と NBM の統合的理解——実践と研究

ステマティックレビューにより，この集学的治療法の有効性が証明されているという情報が手に入る³⁾。そうするとこの治療者は（もしそのような専門家チームが形成でき，患者さんが了解するならば)，目の前の患者さんに集学的プログラムによる治療を試みてみようという判断をすることになる。これが，通常の EBM のステップによる考え方であり，エビデンス情報の利用法である。

次に，「強化集学的生物心理社会的リハビリテーション」の専門家の立場から考えてみよう。彼はこの集学的治療法が，他の方法よりも治療効果が優れているということを，他の専門家や一般の人々に対して主張したいという希望を持っている。もし今までにそれについての実証的研究が行われていないならば，彼はその研究を自分で行わなければならない。その研究は，RCT によって行われるべきである。すでに述べたように，このような介入治療の効果を証明するためには，無作為割付による対象群との比較が必要であり，対象群のない治療成績のみでは，この治療法の一般的有効性を主張できない。

2）効果研究と質的改善研究

ここまでの例示において重要なことは，このように，「ある治療法が別の治療法よりも一般的に優れている」ということを，誰かに対して主張したい場合，それを主張するためには，RCT を代表例とする「効果研究＝ outcome research」を行うことが必要だということである。そしてその結果が，データベースとして共有されれば，その研究成果は，複数の治療者が臨床判断に利用することが可能になる。また，その成果が臨床ガイドラインに取り入れられれば，それは，その領

145

第3部

ナラティブとエビデンス——対立から調和へ

域における医療の標準化に一歩貢献したことになる。

　ところで，すでに「強化集学的生物心理社会的リハビリテーション」には有効性があるという情報を知っている治療者は，次に何をしたいと考えるだろうか。もちろんこの集学的治療を行ったからといって，患者の全てに有効性があるわけではない。また，治療を施行することに伴って，いろいろやりにくい点や，患者にとっては不都合な点も生じるかもしれない。そこで，この治療における改良すべき点を明らかにし，この方法をさらにより良い治療法にしたいと思うのが，治療者（＝臨床研究者）の態度ではないだろうか。それでは，「ある治療が別の治療より優れているかどうかを知ること」ではなく，「その治療をより良いものに改善していくこと」が，その研究者の関心であるとしたら，そこで用いられる方法はどのようなものが適当なのだろうか。

　もし改善する点がすでに分かっているのであれば，「改良前の集学的治療法」と「改良後の集学的治療法」とで RCT を行うということをすぐに思いつく。しかし，この方法は極めて能率が悪い上に，そもそもどこを改善すべきかという疑問に答えてくれるものではない。このような場合，ある方法をよりよいものに改善するために最も有効な研究法は，「効果研究」ではなく，「質的改善のための探索的研究（quality improvement research）」である。

　質的改善のための探索的研究は，一般に質的研究（qualitative research）と呼ばれる方法で行われる。質的研究は，量的研究（quantitative research）と対比して説明されることが多い。EBM において重視される RCT などの臨床疫学的な研究法は，典型的な量的研究法である。

146

第 10 章
EBM と NBM の統合的理解——実践と研究

3）質的研究と量的研究

　質的研究と量的研究の特徴を，以下に簡略に対比的に述べる。

　a）**数値 vs テクスト**：量的研究で扱われるデータは原則として数値であり，統計検定が可能な数量化された情報だけがデータとして扱われる。データ収集のためには，定量的なデータを採集するための，信頼性の確保された測定のための道具（測定装置や尺度など）が必要である。それに対して，質的研究においては，データの多くは数値化されないものであり，その代表的なものはテクスト（文章記述）である。データの収集法としては，研究者による参与観察（participating observation）や面接（interview）がその主なものである。

　b）**実験研究 vs 自然観察研究**：量的研究は通常実験的な研究であり，統制群と対象群を設け，できる限り両群の間にばらつきを生じないような条件統制が行われる。RCT はその代表的なものである。それに対して質的な研究は，基本的には自然な環境において，現場で実際に生じてくる出来事や経験についての語りや観察記録を採取することを基本とする。医療現場において RCT を行うということは，臨床を現場とはしているが，あくまでも条件統制を加えた実験研究であるということは明確にしておかなければならない。比較される 2 つの介入法の優劣に関する評価がすでに定まっている場合，臨床場面において RCT を行うことは，劣った介入法に割り振られた参加者が不利益を蒙ることから，倫理的に問題が生じる。RCT そのものは元来，研究の意図を十分に理解したボランティアを対象として行われるべきであり，当然インフォームド・コンセントが必須である。これに対して，質的研究では，目の前の患者に対して最善の結果が期待できる方法をと

第3部
ナラティブとエビデンス──対立から調和へ

りつつ，実際に現場で起こることについての情報を集めるということであるから，患者に害を与える可能性は少ない（もちろん研究参加者となることについてのインフォームド・コンセントは必要である）。

　c）仮説検証 vs 仮説生成：量的研究はすでになんらかの仮説が存在しており（例えばＡという治療法はＢという治療法より効果が優れている），それを検証するために研究をデザインし，データを集め，統計解析を行うことによって仮説の検証を行うという研究である。RCTによる効果研究はその最も典型的なものである。それに対して質的研究では，多くの場合，仮説は事前には存在せず，研究データの収集を行いながら仮説を生成していく。このためには，データの解釈と分析が必要であり，そのためにいくつかの方法が確立されている。しかし，生成された仮説の妥当性をどう考えるかという点については，量的研究にくらべるとあいまいな点があり，質的研究の評価基準についてはさまざまな議論がある[4]。

　d）論理実証的パラダイム vs 解釈学的パラダイム：量的研究の基本となっている認識論は，実証主義（positivism）であり，これは近代科学の認識論とほぼ同義である。それに対して，質的研究の拠って立つパラダイムは，主観的現実，意味の解釈，価値観，個別性などを重視し，解釈学的パラダイムと呼ばれる。哲学者の中村[5]は，「科学の知」と「臨床の知」という表現で同様のことがらを明確に説明している。科学の知は，「普遍性」，「論理性」，「客観性」をその特徴とする。それに対して中村は，科学的な知の原理が排除した臨床の現実的側面を捉えなおす「臨床の知」における重要な原理として，以下の３つを挙げている。それは「コスモロジー（固有世界）」，「シンボリズム（事象の多義性）」，「パフォーマンス

148

第 10 章
EBM と NBM の統合的理解——実践と研究

（身体性をそなえた行為）」である。質的研究は，臨床現場に
おいて刻々と体験される「生きられた現象体験」を重視する
とともに，その経験に人々（患者や医療者）が付与している
解釈と意味に焦点をあてる。

4）研究的視点から見た EBM と NBM のクロスオーバー

　EBM における研究は，その拠って立つパラダイムから当
然のように，主として量的研究であり，その中心となるもの
は効果研究である。しかし，医療をさらに幅広い観点から考
えた場合，質的研究や広い意味での質的改善研究の意義は大
きい。医療における質的改善研究には物語的なアプローチを
用いた研究法が有用である。Greenhalgh [6] は，医療における
物語を利用した研究アプローチとして以下の6つを挙げてい
る。1）物語面接（narrative interview），2）自然主義的物語
収集（naturalistic story-gathering），3）談話分析（discourse
analysis），4）事例研究（case study），5）アクション・リサ
ーチ（action research），6）メタ物語的系統レビュー（meta-
narrative approach to systematic review）。

　すでに述べてきたように，NBM は，エビデンスを一つの物
語として話題に取り込むことによって，効果研究の結果も，
物語的な研究の成果をもその実践の中に取り込むことができ
る。しかしさらに言えば，EBM は量的研究に，NBM は質的
研究に単純に対応するわけではない。例えば，NBM あるいは
医療コミュニケーションの方法論が，本当に臨床的に効果が
あるのかということについて，効果研究の方法論から RCT を
行う必要も考えられる。実際に一部については，そのような
試みも行われている [6]。また EBM の実践のプロセスについて
の質的な研究を行い，EBM の実践そのものについての質的改

149

第 3 部
ナラティブとエビデンス──対立から調和へ

善に結びつけるということも意義のある研究であると思われる。

第11章

臨床心理学における EBP 概念の変遷

——対人援助領域における エビデンスとナラティブの展開（1）

はじめに

　ここまで，主として医学・医療領域における科学的根拠に基づくアプローチ（EBM）と物語と対話に基づくアプローチ（NBM）の，歴史，概念，実践および両者の関係について論じてきた。すでに繰り返し述べてきたように，本邦において患者中心の医療を実践するための車の両輪として EBM と NBM を理解することは，ほぼコンセンサスとなっている。さらに言えば，EBM を「エビデンスと臨床技能と患者の意向を臨床現場において統合すること」と考えるならば，その中にすでに NBM は含まれており，逆に医療の本質を物語的対話のプロセス（物語的行為）と考え，その中でエビデンス情報を有効に利用していくと考えるならば，NBM はすでに EBM を包摂している。したがって，EBM と NBM という区別など元来存在せず，ただそこには，「患者中心の，有効で，意味の深い医療そのもの」があるのみということになる。

　しかしここで，EBM や NBM という概念を狭い意味での医学的分野＝医師が活動する分野に限定して用いるならば，それ以外の医療分野，対人援助分野においては，EBM や NBM という名称に対応する別の言葉を用意することが必要になる。

151

第3部

ナラティブとエビデンス──対立から調和へ

本章では，狭い意味での医学領域を超えた，医療および対人
援助領域における，EBM と NBM の展開について論じたい。

1．EBM の対人援助領域への展開

すでに詳しく述べて来たように，医学領域における EBM の
ムーブメントは，過去約四半世紀の間に医療界を席巻したが，
この流れは，幅広い医療領域，対人援助領域にも影響を与え
た。1990 年代から 2000 年代にかけて，さまざまな分野で，
学術的，通俗的を問わず，Evidence-Based の接頭辞を冠した
概念が多数提唱された。主なものを列挙すると，Evidence-
Based Nursing，Evidence-Based Psychiatry，Evidence-Based
Psychotherapy，Evidence-Based Psychology，Evidence-
Based Social Service，Evidence-Based Care，Evidence-Based
Community Planning，Evidence-Based Pharmacy，Evidence-
Based Dentistry，Evidence-Based Physiotherapy，Evidence-
Based Occupational Therapy，Evidence-Based Nutrition，
Evidence-Based Education 等々，枚挙にいとまがない。これ
らのうちの多くは本邦にも導入されたり紹介されたりしてい
る。

これらを総称する概念として，しばしば Evidence-Based
Practice（科学的根拠に基づく実践）ということばが用いら
れ，通常の用法としては Evidence-Based Practice in ○○（固
有の学術・実践分野）という構造をとる。このような用法に
従うならば，EBM 自体も Evidence-Based Practice in Medicine
と呼ぶことが可能になり，EBPs の一つとして認識されるこ
とになるだろう。このような多数の領域におけるムーブメン
トは現在もなお継続しており，例えば 2011 年に出版された，
Evidence-Based Practice in Suicidology（自殺学における科

学的根拠に基づく実践）などはその好例である[1]。もちろん個々の領域の特徴や特殊性に応じて，各々のEBPの強調点は異なっているが，これらのムーブメントは例外なくその源泉をEBMに求めている。これらの多数の領域におけるEBP概念の発展や変遷の歴史の全てに触れることは本書の目的を超えるが，本章では，EBPムーブメントの早い段階から，明示的かつ戦略的にEBPの概念を発展させてきた分野の一つの例として，メンタルヘルスケア，心理療法，臨床心理学の分野をとりあげ，筆者なりの見解を加味しながら論じてみたい。

2．米国の臨床心理学におけるEBPの開始

1990年代初頭に英国とカナダの臨床疫学グループがEBMの概念を公表してまもなく，米国心理学会（American Psychological Association; APA）の臨床心理学部門（第12分科会）はこの概念をいち早く取り入れ，心理療法の科学化に乗り出した。ここにおいて「心理学におけるエビデンスに基づく実践（Evidence Based Practice in Psychology; EBPP）」がスタートしたと考えられるが，後節で述べるようにその後の若干の混乱を経つつ，EBPPの概念がAPAにおいて確立するためには約10年後の2005年を待たなければならない。ここではやや先取りした形でEBPPという概念を意識しつつ，臨床心理学におけるEBPの変遷を描写していきたい。

APA第12分科会が最初に実行したことは，多数ある心理療法の中で，実証的研究によって有効と認められている治療法（Empirically Validated Treatments; EVT）を選別し，そのリストを作ることであった。EVTは後に，Empirically Supported Treatments; ESTs（実証的研究によって支持された治療法）という名称に変更されているので，本章ではESTあるいはESTs

153

第3部

ナラティブとエビデンス――対立から調和へ

の略称を用いる。ESTs リスト作成の目的は，米国における
臨床心理学教育過程においてどのような治療技法が教育され
るべきか，という疑問に答えることが第一の目的であるとさ
れたが，同時に心理治療に対して支払いを行う保険者，およ
び一般市民に対してこれらの治療技法についての知識を推進
し，普及させることを目的とすることが明確に述べられてい
た[2]。

　APA 第 12 分科会のタスクフォースは，1993 年に ESTs の
評価基準を公表するとともに，ESTs の暫定的なリストを公表
し，1998 年まで継続的なアップデートを行った[2-4]。このよ
うな APA の方針の背景には，米国の臨床心理学が，科学者－
実践家モデルを伝統的に志向してきたこと，精神医学，メン
タルヘルスケアの治療分野において，心理療法の効果は薬物
療法の効果よりも劣っているという一般的先入観があり，そ
れを「科学的根拠によって覆す」必要があったこと，それに
よって保険診療の対象として心理療法を支払い側に認めさせ
る必要があったことなどが強いモチベーションとなっていた
と思われる。

　ESTs は，1）十分に確立された治療法と，2）おそらく有
益な治療，の 2 段階にランク付けされ，前者は良くデザイン
された 2 つ以上の実証的研究によって効果が証明されている
ことが条件となっていた[2]。EST のクライテリアは RCT をも
っとも質の高い実証的研究法として認めているが，同時代の
EBM のガイドライン作成時に用いられた基準と比較すれば，
その批判的吟味の要件はかなり緩いものであった。また EST
として認められる必要条件として，1）治療法が明確にマニ
ュアル化されていること，2）治療対象が特定の診断をもつ
グループとして明確化されていること，の 2 項目が規定され

第11章

臨床心理学におけるEBP概念の変遷——対人援助領域におけるエビデンスとナラティブの展開（1）

ていた。これはおそらく EST が，薬物療法に用いられる特定の薬剤や，電気ショック療法などの生物学的治療法との優劣を論ずるために使用されることが想定されていたためであると思われる。上記の規定によって，多様な心理的治療技法のうちでも，明確な診断基準とマニュアル化された介入法を持つものしか評価の対象にならないという限界が設定された。この結果，ESTs にリストリストアップされた治療法の大部分は，広義の CBT（認知行動療法）に関連した治療技法で占められることになった。ESTs として認められた心理療法の代表例を挙げると，うつ病性障害に対する認知療法（CT）および人間関係療法（IPT），パニック障害，神経性過食症，慢性疼痛，全般性不安障害に対する認知行動慮法（CBT），強迫性障害に対する暴露反応妨害法（ERP）などがある。

　現在から振り返ってみると，初期の EST の概念は，EBM の概念のうちのごく一部を取り入れた狭いものであったことが分かる。EST の出発点は，純粋に過去の研究論文であり，そこで行われているのは，タスクフォースが独自に作成した評価基準に基づく治療法の価値づけと選別であった。その大きな目的は「実証的研究によって支持されていない治療法」を心理治療から排除することにあり，患者（クライエント）と治療者という人間の個別性に対してはほとんど焦点が当てられていなかった。さらに EST の評価基準は，ほぼ純粋に研究デザインの内的妥当性に関するものに限定されており，clinical utility（臨床的有用性）を保証していないという批判がかなり早い段階からわき起こった。このような批判に対して，ESTs マニュアルの改訂版においては「このマニュアルは実証された治療法をリストアップすることで臨床心理学における教育を促進するためのものであり，個々のクライエントに対して

155

第3部
ナラティブとエビデンス——対立から調和へ

どの治療法を適用するかについての判断に用いることは誤用である」と述べられている[3]。すなわち ESTs は，個々の治療における臨床判断のための情報という，本来エビデンスに期待される要件において，著しい限界を自覚していた。

3．本邦の臨床心理学への EBP 概念の導入

APA が ESTs マニュアルを公表したことを受けて，本邦でも 2000 年代に入り，EBP の概念を臨床心理学領域に導入しようという動きが生じてきた。しかし他の領域においても往々にして見られたことではあるが，元来 EBM にその源泉をもつ EBP 概念を，狭い意味での医学ではない領域に取り込む時，当然のことながらその領域の特殊性に応じて概念は改変される。さらにその概念がある程度のタイムラグをもって本邦に導入される時，概念の理解や応用にしばしば二重のねじれが生ずる。本邦の臨床心理学における EBP を巡る混乱はこういったプロセスの一つの典型例だったのではないかと筆者は感じている。

以下に，最も早い時期から本邦の臨床心理学への EBP の導入に貢献した専門家の一人である丹野による解説を引用することによって，この時期における本邦での EBP への理解について筆者なりに描写してみたい。丹野は Evidence-Based Practice について，「1990 年ころから，欧米の医療現場ではエビデンス（実証的な証拠）に基づく実践が重視されるようになり，臨床心理学やカウンセリングにおいてもこの動きがさかんになった。エビデンスに基づく実践とは，最も広い意味では，治療者の経験と勘だけに頼るのではなく，効果が客観的に証明された治療技法を用いるという理念のことである」と述べている[5]。ここで「医療現場ではエビデンス（実

証的な証拠）に基づく実践が重視され」と述べられているの
は，まさに EBM のムーブメントを指す。EBM の初期には，
欧米においても EBM の概念についての誤解が頻繁に生じて
おり，それを糺すために Sackett らは 1996 年に EBM の定義
「……the conscientious, explicit, and judicious use of current
best evidence in making decisions about the care of individual
patients.」を明確に示したのである[6]。

　くりかえし述べて来たように，Sackett らの定義によれば，
エビデンス（実証的な証拠）が用いられるのは，「個々の患
者のケアにおける**臨床判断**（治療法の選択は臨床判断の一つ
である：引用者注）」に対してであって，「個々の患者の治療
に実証的な証拠を持つ**治療法を用いる**」ことが EBM である
のではない。若干分かりにくい嫌いはあるが，この相違は論
理的には明確なものである。丹野のいう「エビデンスに基づ
く実践とは，最も広い意味では，治療者の経験と勘だけに頼
るのではなく，効果が客観的に証明された治療技法を用い
るという理念」という説明は，少なくとも 1996 年の時点で
は，Sackett らの定義に従う EBM のコンセンサスとはくいち
がっている。しかしおそらくこの時点では，APA においても
EBPP の概念は明確にされておらず，単に ESTs のリストを作
成し，それを普及させることが EBP であるという理解が主流
だった可能性がある。「効果が客観的に証明された治療技法」
とは，おおむね APA が定義した EST の概念（あるいはその前
身である EVT の概念）に合致するものである。

　ここで蛇足になるが，EST の E は evidence ではなくて
empirically の頭文字であることには注意を要する。empirical
という言葉は，日本語では通常「経験的な」と訳されることが
多いが，もし EST を「経験的に支持された治療法」と訳した

157

第3部
ナラティブとエビデンス——対立から調和へ

とすれば,「『科学的根拠に基づく実践』とは『単なる経験に基づく方法』を排除することである」と理解（誤解？）していることの多い本邦の読者にとっては,まったく矛盾以外の何物でもなくなってしまう。ここでいう empirically supported とは,単なる理論に基づくのではなく「経験的に実証された（具体的には実験的研究によって“経験的に”証明された)」ことを意味する。それは「理論だけに基づいていて,いまだ経験的には実証されていない方法」を排除しようとするための概念である。科学哲学的には,「理論的」と「経験的」は対立概念であるが,これは医療の現場では誤解されやすい。通常には「科学的」という言葉は,むしろ「科学理論に基づいている」ということを連想させるからである。

おそらく上記のような「日本語」の問題を考慮してのことと思われるが,本邦の臨床心理学での EBP においては,EST という概念はほとんど触れられることはなく,かわりに「エビデンスに基づく心理療法」,「エビデンス・ベイスド心理療法」,「エビデンス心理療法」等の言葉が用いられた。また類縁の概念として「エビデンス臨床心理学」,「エビデンスに基づく臨床心理学」,「エビデンスに基づくカウンセリング」といった言葉も用いられるようになった[7]。しかし,これらのことばの正当性を担保するものとして引用されたものは,APA が定めた EST の評価基準と ESTs のリストであった。丹野は以下のように述べている。「代表的なのは,1993 年にアメリカ心理学会がまとめた心理的治療のガイドラインである。ここでは,一定の基準に基づいて『十分に確立された治療』18 種と『おそらく効果がある治療』7 種が選び出された。このリストはその後何回かアップデートされている。こうしたガイドラインに沿って,各クライエントごとに最適の治療技法

が選択されれば，クライエントにとって最も望ましいことである」[5]。また丹野は「そもそもエビデンスに基づいて臨床活動を行うことは，臨床家の倫理のひとつである。治療効果が証明されない心理療法の技法を用いることは，倫理的にゆるされない」と主張している[5]。このように，本邦においては，臨床心理学における EBP とは「ESTs を個々の患者の治療に用いること」であり，「ESTs 以外の治療法を排除することが倫理的である」ことが主張されていた。前節で述べたように，このころすでに APA 第 12 分科会のタスクフォースは，「ESTs のリストは，個々のクライエントの治療における治療法の選択のために用いるものとして作られたものではない」と明言していたのであるが。

　さらに本邦の臨床心理学における EBP への理解の特徴として重要なことは，「エビデンスに基づいた心理療法とは認知行動療法のことである」という主張が広く行われ，それは現在でも続いているということである。APA が監修している *Advances in Psychotherapy-Evidence Based Practice* シリーズが現在日本でも翻訳刊行されているが，本邦ではこのシリーズは『エビデンス・ベイスド心理療法シリーズ』と命名されている。このシリーズの日本語版の監修者は「シリーズ刊行にあたって」と題した序文において，「この Advances in Psychotherapy Evidence-Based Practice シリーズは，昨年のサン・フランシスコの年次総会で見出した。エビデンスのある心理療法，すなわち認知行動療法の本である」と述べている[8]。ちなみにシリーズのうちの 1 冊の序文において原著者は「本書は，実証的知見に支持された SAD（社交不安障害：筆者注）の心理的治療，すなわち認知行動療法（CBT; Cognitive Behavioral Therapy）の構成要素を紹介する」と記しており，

第3部

ナラティブとエビデンス——対立から調和へ

ここでは EST（実証的知見に支持された治療法）の概念と EBPP の概念は明らかに区別されている[8]。SAD に対する CBT は多数ある ESTs の一つであり，CBT と「エビデンスのある心理療法」が同義でないことは明らかである。

このように本邦の臨床心理学においては，「エビデンスに基づく実践（EBP）とは，実証的知見によって支持された特定の治療法（ESTs）を患者（クライエント）に用いることであり，それは認知行動療法（CBT）を行うということと同義である」という二重の誤解が現在も完全には払拭されていないように見受けられる。

それではなぜ，上記のような主張が誤解であると断言できるのだろうか。それは APA 自身が 2005 年にそれまでの EBPP における混乱を整理するコンセンサスを発表したからである。

4．EBPP と ESTs：米国心理学会によるコンセンサス

APA が提唱した EBPP は，初期においては ESTs との概念的な区別が不十分であり，もともとの EBP 概念の源流である EBM の基本的概念との乖離も次第に明確になったため，種々の批判と議論が巻き起こった。APA はこの混乱を整理するために，2005 年に "American Psychological Association Statement: Policy Statement on Evidence-Based Practice in Psychology" を公表し，2006 年に EBPP guideline を公表した[9]。この声明では，EBPP の定義は以下のように定められている。"Evidence-based practice in psychology (EBPP) is the integration of the best available research with clinical expertise in the context of patient characteristics, culture, and preferences" この定義は，Sackett らが 2000 年に公表した

160

EBM の定義[10] とほぼ同一であり，米国の国立医学研究所が公表した見解とも合致するものである。ここにおいて，EBPP と EBM の間にみられた概念の不一致は解消されることになった。EBPP guideline では以下のような幾つかのポイントが強調されている[9]。

1）EBPP の操作的定義は「患者の特徴，文化，意向という文脈において，その時点で手に入る最良の研究成果を，臨床技能に統合すること」である。

2）EBPP の目的は「実証的に支持された，心理学的評価の基準や，事例の定式化，治療的関係性，介入法を提供することによって，有効な心理学的実践を促進すること」である。

3）EBPP と ESTs の概念は異なるものである。ESTs は治療法から出発し「その治療法がある集団に対して有効であるかどうか」を問うものである。EBPP は患者から出発し「その患者において，特定の効果を得ることに役立つ最良のエビデンスとは何か」と問うものである。ESTs とは特定の心理治療法のことであり，EBPP は臨床判断のための方法である。

4）心理治療法についてのメタアナリシスは，広く採用されている心理治療法のほとんど（CBT 以外の多数の治療法を含む：引用者注）が，広く採用されている医学的治療法と同等かそれを超える効果量（effect size；第 3 章 57 頁参照）があることを示している。全ての心理治療法が RCT の対象となっているわけではないが，このことはそれらの治療法が効果的であるという可能性を否定するものではない。

5）実証的な研究法は，RCT に限定されるものではなく，その研究目的に応じて複数の研究法があり得る。EBPP の実践者は，各々の研究のタイプに応じた長所と限界を理解しなければならず，治療の方法，個々の治療者，治療関係，患者自身が治療に強い影響を与えることを理解しなければならない。

このようにして，少なくとも 2006 年の時点で，米国の心

第3部
ナラティブとエビデンス——対立から調和へ

理学においては，EBPP における概念的混乱がほぼ払拭され，
EBM との概念のずれも修正されたと考えられる。EBPP が，
個々の臨床実践におけるクライエントの臨床判断に，適切に
エビデンス（実証的研究による成果）を用いることであると
すれば，本書でくりかえし述べて来た EBM の実践理念となん
ら異なるものではないし，ナラティブを重視するアプローチ
とも矛盾なく両立する。元来臨床心理学的実践は，クライエ
ントとの対話的実践を基盤とするものであるから，EBPP は
NBM の基本姿勢と矛盾しないことは明らかであり，EBPP は
逆に NBM におけるエビデンスの用い方についての重要な示
唆を与えてくれるものとなるだろう。

5．エビデンスに基づく実践（EBP）の 歴史的変遷と展望

　本章の最後に，これまで述べて来た EBPP において観察さ
れた EBP 概念の変遷の歴史への理解が，他の医療領域，対人
援助領域の EBP にも拡張できるかどうかについて考察して
みたい。

　著者の理解によれば，EBM の歴史は，臨床疫学的な情報
をいかにして個別の医療実践に役に立つものとして応用する
か，というモチーフから出発した。EBM の初期の Evidence-
based medicine. A new approach to teaching the practice of
medicine. と題された JAMA の論文 [11] の書き出しは，一人の
女性レジデントの前に，生まれて初めて癲癇の大発作を起こ
した 43 歳の男性患者が現れる，というストーリーから始めら
れている。もしこれまでの EBM 以前の医療パラダイムに従う
ならば，レジデントは指導医に「この患者に癲癇発作が再発
する可能性はどうでしょうか？」と質問する。指導医は特に

162

第 11 章

臨床心理学における EBP 概念の変遷——対人援助領域におけるエビデンスとナラティブの展開（1）

根拠もなく，自分の個人的な経験に基づいて「再発の可能性
は高い」と答える。レジデントは，指導医の意見に基づいた
予後予測をそのまま患者に伝え，患者は不安を抱えながら病
院から退院していく。これに対して新しいパラダイム（EBM
のトレーニングを受けたレジデント）では異なったストーリ
ーが展開する。レジデントは指導医の経験のみに基づいたア
ドバイスを鵜呑みにせず，自ら図書館へ足を運び，「癲癇」と
「予後」と「再発」というキーワードをコンピューターデータ
ベースに打ち込んで，検索された 25 の関連文献から最も患
者に役に立つ論文を見つけ出す。そして，目の前の患者とよ
く似た患者集団において，1 年以内の再発率が 30-43％であ
り，3 年以内では 51-60％であり，18 カ月間の間再発がなけ
れば，再発率は 20％以下になるということを見出す。レジデ
ントは患者にそのデータを示し，説明し，退院後の治療と経
過観察の計画を相談し，患者は晴れ晴れとした気持ちで病院
を退院していく。

　このように，EBM というパラダイムを読者に理解させる
ために，医学論文においてさえ物語的記述が用いられている
ということは，いまさらながら示唆に富んでいる。このスト
ーリーの主人公である女性レジデントは，先輩医師の個人的
な経験に盲目的に従うことを拒否してはいるが，研究論文の
結果だけに従って臨床実践をしているわけではない。そこに
は明言されていないとはいえ，患者の不安や希望，レジデン
ト自身の臨床技能とその限界，そしてレジデント自身と患者
との誠実なコミュニケーションが，当然の前提として臨床実
践の背景を形作っていることが描写されている。このように
EBM はその初期から，治療する人とされる人という個別の人
間が登場する物語的実践であった。論文を収集することも，

163

第3部
ナラティブとエビデンス──対立から調和へ

　そこに記された研究内容を批判的に吟味することも，全ては目の前の患者の診療に役立てるためであった。そしてそれらの情報を収集する技術や，統計学的な知識は，あくまでも良い医師になるために学習し身につけるべき臨床能力であると考えられていたのである。

　初期のEBMがそれまでの伝統的医学の世界に展開する時に，多くの誤解や曲解が生じた。その代表的なものについては本書の第1章でふれたが，その最たるものが「EBMとは医療をレシピ（料理本）化することである」という誤解であった。本家のEBMがそのような誤解を払拭しようと苦闘し，自らの概念的定義をさらに洗練させるための努力を続けていたころ，EBMの概念はEBPと名前を変えて，さまざまな混乱を伴いつつ周辺の医療領域，対人援助領域へと広がっていった。

　EBPPの初期の歴史において明瞭に認められるように，その最も典型的なパターンは，EBPを「主観的なもの，非科学的なもの，実証されていないもの」を排除するための強力な武器として用いようとする姿勢であった。そのためには「科学的に実証されたものを選別するための基準」を確立することが必要であったが，その基準は各々の領域によってまちまちで，おおむね恣意的なものであった。いずれにしても，ESTsのリストに典型的に見られるように，それは往々にして，それまでEBPを意識してこなかった実践者に脅威を与えるものとなり，患者がアクセスできるオプションを増やすというよりは，むしろ制限するものとなった。そのため初期のEBPムーブメントは，各々の領域でさまざまな批判を浴びるようになり，多くの場合その領域の実践にはあまり普及，浸透しないという結果がもたらされた。

164

第11章
臨床心理学におけるEBP概念の変遷——対人援助領域におけるエビデンスとナラティブの展開（1）

　EBM 自体はそのような混乱と誤解を徐々に克服し，Sackett らのグループによって提唱された定義により，少なくとも概念的な混乱は 2000 年代にはほぼ終息し，EBM 自身の不十分な点についての改善のための方法がしだいに確立されていった。本書でくりかえし述べて来たように，EBM がエビデンスと臨床実践との乖離を埋めつつ進展を続けることができるようになった過程には，医師患者関係や病いの意味などと正面から関わる NBM の概念や方法論との相互交流が大きく貢献していると思われる。2008 年には，米国の Rita Charon とその共同研究者が，より哲学的かつ実践的な観点から，EBM と NBM を統合するための Narrative Evidence Based Medicine プロジェクトについての提唱を行っている[12, 13]。本邦における EBM と NBM の統合に関する議論は 2003 年ころから活発化したが，その詳細については第 10 章において詳しく述べた。

　狭い意味での医学以外の個々の医療領域，対人援助領域において，現在 EBP の概念がどのような段階にあるかについては，明確に述べることはできない。しかし本邦においても，熱心な EBP の推進者たちは，かなり早くから EBP とナラティブ・アプローチの相補的な関係に注目しており，いくつかの領域ではすでに両者の統合的実践が普及しつつあるように思われる。しかし，EBP の理解がかつての臨床心理学における ESTs の段階にとどまっている領域では，その活動の主目的が非科学的な方法論の排除に向けられていたり，個別の実践に焦点をあてるのではなく科学的な一般性の確立によって自領域の権威化に向けられたりする傾向があり，このような状況では EBP にナラティブ・アプローチの有効な視点をとりこむことは困難である。

　本章で述べた EBP の歴史的変遷に関する私論が，本邦にお

165

第3部

ナラティブとエビデンス──対立から調和へ

いても多様な領域における EBP のさらなる成熟への一つの
助けとなることを願っている。

第 12 章

脳卒中への理学療法を例にとって

——対人援助領域における エビデンスとナラティブの展開（2）

はじめに

　本書でくり返し述べてきたように，EBM と NBM はともに，医療と対人援助の全ての分野において応用実践可能な理論と実践の複合体である。本章では，医療における確立されたひとつの領域である理学療法（physiotherapy）を例にとって，EBM と NBM の継承と応用の可能性について論じてみたい。

　もとより理学療法自体，医療における広汎な領域をその対象としており，対象とする疾患や病態も多様である。また理学療法は，診断・介入・評価などの多次元的側面をもった「療法」であるから，それをあまりに単純化して論ずることは危険である。理学療法に対する筆者自身の理解の不足のため，的をはずれた議論になる危険性も大きい。そこで，医療にとっても理学療法にとっても，その対象となる患者数が多く，重要な分野の一つである「脳卒中」を例にとって，この領域における「標準的な介入法の確立」を目指す，包括的かつ意欲的な著作であると思われる書籍[1] を参照しながら，理学療法における，エビデンスに基づくアプローチ（EBPT）と，物語に基づくアプローチ（NBPT）の可能性とあり方について私見を述べたい。

167

第3部
ナラティブとエビデンス——対立から調和へ

1．脳卒中への理学療法的介入における
エビデンスに基づくアプローチ

「理学療法とは何か」という根本問題について一般的に考察することは，筆者の能力を超えるため，ここでは，「脳卒中」という比較的頻度の高い病態に対する理学療法的介入を例にとって，論を進めたい。潮見[2]は「理学的療法の目的は，患者の残存機能を有効に利用し，課題に対する解決能力を高め，機能を実生活における諸活動に最適化することである」と定義している。そして「脳卒中に対する理学療法の有効性に言及すると，現時点ではエビデンスを与える有用な研究成果はほとんどないといっても過言ではない」と指摘している。

ここでは，理学療法とは，ある病態（ここでは脳卒中）に対する介入であると定義されている。当然のことながら，介入のためには，介入すべき問題の同定（診断），介入法の選択（臨床判断），介入効果の評価（効果判定）が必須であることから，このように理学療法を定義すると，それはEBMのモデルとの親和性が高いことは明白である。臼田[3]は，EBPT（Evidence-based Physical Therapy）について，EBMにおけるSackettの定義を援用した上で，「EBMの実践とは，医療者の臨床的専門技能と系統的研究から得られる最良の臨床的根拠を統合することである。医療者の経験や権威者の提言に偏った医療への反省から，1990年代より世界中に広がった動きであり，理学療法においても，科学的な根拠に基づく実践が必要である」としており，同じ論文の中で「実施しているプログラムが本当に患者の問題の解決に有効であるのか，通常行っている理学療法を批判的に見直す手法がEBPTである」と述べている。

第 12 章

脳卒中への理学療法を例にとって──対人援助領域におけるにおけるエビデンスとナラティブの展開（2）

　筆者がすでに本書第 1 章と第 2 章において述べてきたように，EBM 自体がかなり大きな誤解と混乱を伴いながら本邦の医療界に導入され，その混乱は現在においても必ずしも解消していない。この混乱について整理することなしに EBPT を定義することは，全く同様の混乱・矛盾が理学療法領域に持ち込まれることになるのではないかと危惧される。この混乱をかなりの程度整理してくれる考え方を，筆者は，EBM 物語の 3 つのバージョンとして整理した（第 2 章参照）。

　潮見，臼田の論文からの引用にも現れているように，EBPTにおけるキーワードはいくつか考えられるが，それを筆者の物語のバージョンという視点から整理すれば，以下のようにまとめられる。

①（個々の）理学療法的介入の批判的吟味
②理学療法的介入の標準化（＝標準的介入の確立）
③理学療法の科学化

　筆者の見解では，この 3 つのキーワードは全て EBPT にとって重要であるが，注意して用いないと混乱のもとになってしまう。なぜならば，これらの 3 つの概念は実践や議論において，ある意味で互いに矛盾するものだからである。これについては，EBM 一般の問題としてすでに詳しく述べてきたが，EBPT に特化した形で再度簡略に説明してみたい。

2．理学療法的介入の批判的吟味

　EBPT を個々の理学療法的介入の批判的吟味の側面から見る時，ここで用いられるエビデンスとは「臨床疫学的エビデンス」であることを確認する必要がある。「理学療法におい

169

第3部
ナラティブとエビデンス──対立から調和へ

てエビデンスが不足している」と述べる時，このエビデンスは，RCT（あるいはそのメタアナリシス）を頂点とする臨床研究の結果を意味しており，動物実験や，脳科学などの病態生理的基礎研究のことを直接には意味していない。それどころか，「神経解剖学的な知見」や「実証的臨床研究が不十分な理論」から直接的に介入法を導き出すことは，むしろ批判的吟味の対象とされなければならないのである。

　例えば，今井[4]は，「脳卒中患者に対してドーパミン系の活動を大きくすることができたら，実際に運動機能回復は促進されるのであろうか？」という臨床疑問に対して，levodopa＋理学療法群と placebo＋理学療法群の2群による二重盲検化された RCT の研究報告[7]を引用して，levodopa と理学療法を組み合わせたアプローチを行うことで有意な運動機能回復が見られたと述べている。この例は，理学療法に薬物療法を組み合わせることの有効性を示唆するエビデンスと考えて良い。もちろん，実際の臨床におけるこの併用療法の有用性はどのくらいかというのはまた別の問題であるし，目の前の患者に levodopa を投与するかどうかは，他の複数の要因を総合的に判断して決定しなければならない。しかし少なくとも，このようなエビデンスを集積し，利用可能なデータベースを構築することは，臨床判断を行うための有益な情報を臨床家が利用しやすくなるということであり，EBPT の目指す目標の一つが，有用なエビデンスを集積することに向けられることは妥当であると思われる。

　しかし，このような戦略には限界もある。まず第一に，このようなエビデンスのモデルは，介入方法と介入対象の定義がはっきりしており，比較的単純な線形因果論的な関係が成立するような介入モデルにおいてのみ有用である。上記の例

第 12 章

脳卒中への理学療法を例にとって——対人援助領域におけるにおけるエビデンスとナラティブの展開（2）

では levodopa という単一の薬物を投与するかしないかという極めて単純な設定において，運動機能や上肢機能を定量的に測定するという，患者のパフォーマンス全体から見れば極めて限定された指標についての効果が判定されている。同論文中で今井も述べているように，「うつ状態の患者に対しては，セロトニンに働きかける薬物（SSRIs）などが用いられる。必ずしも，ドーパミンだけが問題になるわけではない……」，「この研究によりドーパミン系が機能回復に寄与している可能性が示唆されたわけだが，なにも薬物療法だけがドーパミン系をうながすわけではない」[4]。したがって，「早期リハビリの効果を論じる際には，理学療法および作業療法などの治療内容（介入時期やプログラムなど）だけで判定するのではなく厳密な意味では薬物療法の内容も考慮しなくてはならない」という指摘[4] はもっともであり，例えば早期の理学療法的介入が脳卒中患者の機能回復に有効であるというエビデンスにコンセンサスが得られたとしても，それが本当のところどのような機序によって有効なのかという疑問には，臨床疫学的なモデルは答えてはくれないのである。

3．診療の標準化をめぐる問題

EBM が基本的に「目の前の患者に最良の成果をもたらすために，最新最良のエビデンスを用いるための方法論」であることは，くりかえし述べてきた。EBPT がこの EBM の目標を継承するのであれば，EBPT の最終目標は，個々の患者の最大幸福であって，介入法の標準化も，その目的のために利用される手段である，ということになる。この考えには面と向かって反論する人は少ないと思われるのだが，標準化というスローガンは，しばしば，「個々の患者の多様性を尊重する」

第3部
ナラティブとエビデンス——対立から調和へ

という方向とは反対の方向に人々を向かわせやすい。

　一般に介入法の標準化は，診療ガイドラインの制定に結び付けられることが多い。脳卒中の治療についても，すでに，日本脳卒中学会，日本脳神経外科学会などの複数の学会からなる合同ガイドライン委員会でまとめられた，『脳卒中治療ガイドライン』が公表されている[5]。しかし，すでに本書において何度か論じたように（第1，5章参照），ガイドラインとは，あくまでも専門家のコンセンサスによる推奨・勧告であり，それに沿って実践を行えば必ずよい結果が期待できるというものではない。個々の患者の個別性を無視して，全ての患者に対してガイドラインに基づく治療を行うことは，決してEBPTの趣旨ではない。

　加藤[6]は，脳卒中の治療計画の策定についての解説の中で，「EBMは治療の客観性と安全性を保障するための手段であるが，症例ごとの違いに応じたきめ細かい治療計画を立てる必要があることはいうまでもない」と述べている。これは多くの臨床家の実感に合致する見解である。EBMはそれ自体，患者の個別性を尊重する医療であり，EBPTもそうでなければならない。

　ガイドラインについてはさらに別の問題が指摘されている。標準的な治療を医療において普及させるためには，ガイドラインが作成されればそれで十分というわけではなく，ガイドラインに基づく治療が実際に医療実践に普及・定着しなければならない。EBMの歴史をたどると，EBM初期の研究は，もっぱら信頼できるエビデンスをRCTなどから作り出すことと，得られたエビデンスに基づくガイドラインを作成することに向けられてきた。しかしその後，ガイドラインやEBMの手法そのものを，いかにして実際の医療現場に普及・

172

第 12 章
脳卒中への理学療法を例にとって──対人援助領域におけるにおけるエビデンスとナラティブの展開（2）

定着させるかという問題についての努力と研究が行われるようになった。これらの研究の多くは，マスメデイアによる知識の普及や，ワークショップなどによる教育・啓蒙や，学識経験者の見解公表による宣伝などが，エビデンスに基づく標準的な診療の普及にどのくらい有効であるかを検証するための研究であった。Greenhalgh のレビュー[7]によれば，Sackett らのグループの初期の研究を含めて，これらの多数の研究の結論は，こういった標準的診療の普及のための介入は，ほとんどの場合，現場の臨床家の診療をごくわずかしか変化させないというものだった。すなわち，信頼性・妥当性の高いガイドラインが作成されれば，それがすぐに臨床実践を変化させるというわけではないのである。その理由を Greenhalgh[7] は，Grol のレビューを引用して以下のようにまとめている「『エビデンスに基づく』ガイドラインの多くは，不明瞭であり混乱している。それらは診療における決断と行動の一連の流れのうちのごく一部しかカバーしていない。それらは多くの場合，個々の患者の独自の問題に適用することが難しい。それらは一般に，医師の行動だけではなく，より広い医療システムの変化を必要とする。そして，それらの実行は多くの場合，経済的に中立ではない」。つまり，ガイドラインを自分の臨床に採用するかどうかというプロセスは，私達臨床家にとって，まさに「複雑な実践のプロセス」の一部であり，その実践がどのように行われるかを，RCT の結果だけから知ることはできないのである。

　EBPT が理学療法独自の多数のエビデンスを作成し，それに基づくガイドラインを作成することによって，理学療法の信頼性・客観性を高めようと努力することには価値がある。しかし，現在までに EBM がたどってきた歴史を参考にするなら

173

第3部

ナラティブとエビデンス──対立から調和へ

ば，臨床実践の全てを臨床疫学モデルに還元することは，おそらく現実的な道とは思われない。先輩としての EBM の栄光と挫折の歴史を参考にして，EBPT はより賢明な方略を探ることをお勧めしたいと思う。

4．理学療法における「科学」ということ

EBM は「科学的根拠」に基づく実践であることを標榜してきたため，医療実践にエビデンスの考えを取り込むことが，すなわち，その臨床領域の科学性を保証するかのように誤解されてきたということはくりかえし述べた。エビデンスとは臨床疫学という，科学のうちの特殊な一分野から発生した概念であり，科学性一般を保障するものではない。ある医療分野の方法論が「科学的」であるかどうかという問題は，また別の問題として十分に議論する必要がある。

「わが国では理学療法の効果について科学的手続きに基づいて検証された報告は極めて少ない」[2]，「これまで経験的に行われてきた理学療法に，科学的根拠を与える努力を払うべき時期を迎えている」[4] といった声は，理学療法に限らず，さまざまの医療および対人援助分野で叫ばれてきた声でもある。しかし，私たちはここで，「そもそも科学とは何か」，「科学的な方法論とはなんであって，それは理学療法という実践とどのように結びつくのか」という観点から，さらに深く掘り下げることが必要なのではないだろうか。

「科学とは何か」という，科学哲学のテーゼに深く立ち入ることは筆者の力量を超えるが，少なくとも，「臨床疫学だけが科学である」とか，「脳科学や遺伝子工学のような最新のものだけが科学である」といった理解は，医療が常に「人間」という複雑で神秘に満ちた存在を対象とする実践であることを

脳卒中への理学療法を例にとって——対人援助領域におけるにおけるエビデンスとナラティブの展開（2）

考えるならば，あまりにもナイーブと言えるのではないだろうか。科学とは，「我々が刻々と体験し，観察する現象をていねいに観察・記述し，それを妥当性のある方法によって分析し，そこから何らかの理論，または理論の候補（仮説）を生成し，その仮説（理論）が実際に観察・経験される現象によって検証されるか否かを真摯に省察することを繰り返す営み」であると考えるならば，理学療法をそのような態度を保ちつつ真摯に行うことそのものこそが，科学的であると言えるのではないだろうか。

　Kuhm は，そのパラダイム論の中で，科学のパラダイムを「一そろいの概念，理論，方法論，道具からなるセット」と定義し，科学的な知見はそのセットの枠の中のみで整合的に理解されると考えた。異なったパラダイムへの転換が行われれば，科学の定義そのものが変化する。潮見 [2] は，「従来，WHO の国際障害分類（ICIDH）が，脳卒中だけでなく，リハビリテーション医療の対象となるすべての疾患に対するモデルとして広く利用されてきた。最近になって，このモデルは新しいパラダイムの障害概念に基づいた国際生活機能分類（ICF）モデルへと移行された。…（中略）…このモデルをそのまま理学療法領域に適用することは困難であり…（中略）…その意味では理学療法は新しいパラダイムへの転換期を迎えているものといえよう」と述べている。

　理学療法における新しいパラダイムがどこへ向かっているのか，筆者は不勉強にして正確に理解していないが，エビデンスモデルは，基本的に「状況に依存せず」，「セラピスト個人技能に大きく左右されない」ような理論と方法論を希求する傾向がある。それが，「介入技法と評価法の標準化」へ向かう一つの力となることは，おそらく自然なことであろう。し

175

かし，臨床とは，「時間的な流れを持ち」，「一人一人の個別性（患者も治療者も）が尊重され」，「体験や行動は常に状況や文脈によって異なって意味づけされるような」現場であることもまた事実である。このような刻々と移り変わる現象を的確に捉え，深く理解するような「科学」は，エビデンスのみに限定されるような狭い科学ではない。それはもっと「人間学的で臨床的な科学」でなければならないだろう。

5．脳卒中への理学療法における物語的なアプローチ

臼田[8] は，脳卒中患者への動作分析の解説において「患者中心アプローチ」と「課題指向型アプローチ」について詳しく解説している。すでに本書において詳しく説明したように，医療における物語的なアプローチは，対話による医療者と患者の関係性をその基盤におき，病態や実践の理解として単純な線形因果論的な理解をしない（第5章参照）。筆者は詳しく理解しているわけではないが，理学療法における課題指向型アプローチは，問題（課題）の解決に焦点を当てるというエビデンス的なアプローチと，システム論に基づく全体論的なアプローチを両立させているモデルのように見受けられる。元来ナラティブ・アプローチは，システム論にその一つの源流を持っており，ひとつの出来事を単一の原因から理解するのではなく，異なったレベルのさまざまな事象のネットワークとして理解する。課題指向型アプローチにおいても患者との面接は重要なものとして強調されており，物語的なアプローチとの親和性と相補性を感じさせる。

患者中心のアプローチは「疾病や機能障害の改善を主体としたアプローチではなく，患者の能力や社会の中での役割を重視し，活動や参加の向上を主要な目的とする。評価は，患

第 12 章

脳卒中への理学療法を例にとって——対人援助領域におけるにおけるエビデンスとナラティブの展開（2）

者を理解することであり，十分な面接や観察が必要で，目標設定や介入計画の立案は，患者と理学療法士による協同作業である。特に，目標や帰結は患者自身にとって有意義なものでなければならない」[8]と述べられており，医療における物語的なアプローチが，患者との面接，患者と治療者との協同作業を重視することと深く重なる。

　臼田はさらに「課題指向型アプローチは，システム理論や運動学習理論を基盤として，根拠に基づく理学療法実践を重視したアプローチである」と述べている[8]。課題指向型アプローチの実践を局所的に見ると，そこでは客観的な評価や分析が重視されており，その評価法にはエビデンスモデルに基づく信頼性，妥当性を確保する考えが貫かれているが，アプローチ全体としては，システム論的循環的モデルに基づいて現象を理解しようとしている。このようなモデルは，エビデンスとナラティブ的なアプローチを統合的に用いたモデルであるように見える。このような観点から，理学療法とは，元来患者を中心とした全体性指向的（全人医療的）なアプローチであり，その要所要所にエビデンス的なアプローチを適切に利用することができる統合的な構造を備えているように思われる。

　脳卒中への理学療法的介入には，他にもナラティブなアプローチとの親和性を指摘できる領域が多数見受けられる。いくつか例を挙げれば，齋藤[9]が解説している痛みに対するアプローチにおいて，実際に患者の身体に触れて治療する（on-hands approach）とともに，言語的・非言語的な交流による（off-hands approach）が重要とされており，これによって身体的な要因だけではなく，心理社会的な要因へのアプローチが可能になる。このようなアプローチの実践には，NBPT が

177

第3部

ナラティブとエビデンス――対立から調和へ

重要な貢献を果たすと思われる。

　また，脳卒中患者の自己管理能力の獲得について，奥木[10]は，患者の自己効力感の重要性を指摘すると同時に，患者が感じている自己管理能力感と担当セラピストの観察評価の乖離に注目し，「乖離があるという事実を明らかにし，問題点としてとらえていくことは，担当セラピストと対象者の相互関係を深める手助けとなり，より効果的で具体的な治療計画の立案に重要なヒントを与えてくれる」，「1カ月に1，2度は治療以外の時間で，対象者とセラピストがゆっくり話しあえる機会を設けることが望ましい」と述べている。このような実践は，まさに，患者の物語と医療者の物語をすり合わせることを重要視する物語的なアプローチであり，NBPT の実践と呼んでよいのではないかと思われる。

　また，患者の QOL や患者満足度は，脳卒中臨床のナラティブ的な側面と深く関わっている。八並[11]は，脳卒中の障害受容と満足度についての臨床研究を紹介しながら，「（脳卒中における）障害受容に関しては，日本の文化，歴史，障害の処遇，社会背景など，さまざまな観点から考察しなくてはならず，非常に難しい問題である。私たち理学療法士も身体的な観点からのみならず，社会的な提言ができるような成熟した社会人を目指して，努力していかなければならないと考える」と述べている。このような，人間にとっての病いの体験の意味や価値，身体的機能の喪失といった難問に直面した人々が，どのようにして，周囲の人々との交流や援助を通じて，自分自身の存在と意味を再定義する物語を紡いでいくかというプロセスは，医療における物語論の中核的なテーマに関わるものであり，この領域の実践と研究には，NBPT の理論，方法論が役に立つだろう。

第 12 章

脳卒中への理学療法を例にとって——対人援助領域におけるにおけるエビデンスとナラティブの展開（2）

結び

　以上，かけ足で考察してきたが，理学療法という分野は，患者の抱える機能的な問題（機能障害，機能制限，障害）を直接の対象としながら，かけがえのない個別の患者に対して，可能な限りの最大幸福の実現のために援助するという，医療のひとつの典型的な分野であるように筆者には思われる。このような領域において，EBPT に代表される科学的，問題解決志向的な実践と，NBPT に代表される人間学的，関係志向的な実践とが，互いに手を携えて発展し，患者と医療者が共に成長していくためのよすがとなることを望むものである。

あとがき

　Guyatt らによる EBM の提唱から約 25 年，Greenhalgh ら
による NBM の提唱から約 18 年を経て，エビデンス，ナラテ
ィブということばが，本邦においても当たり前のように語ら
れるようになってきた。Google で検索すると，「エビデンス
and　医療」では 521,000 件が，「ナラティブ and 医療」で
は 64,800 件がヒットする（2015.10.25 現在）。面白いこと
には，「エビデンス and ナラティブ」で検索すると 13,000 件
がヒットし，エビデンスとナラティブとの関係について多く
の人が関心を持ち，それぞれがユニークな考察を公表してい
ることが見て取れる。
　自然に観察される事象を二つの対立概念によって分類・理
解しようとする欲求は，おそらくベーコンの言うところの
「種族のイドラ」，つまり人間であればだれでも陥ってしまう
理解（誤解？）のパターンに由来するものなのだろう。医療
をはじめとするさまざまな領域において，エビデンスとナラ
ティブという対立概念は，次のような比喩によって表現され
ている。すなわち「サイエンス」vs「アート」，「客観性」vs
「主観性」，「一般性」vs「個別性」，「専門家」vs「一般市民」，
「治療者」vs「患者」，「鳥の視点」vs「虫の視点」……。これ
らの比喩はそれぞれにエビデンスとナラティブの重要な側面
を表現してはいるが，いずれも二項対立的な枠組みを越える
ものではない。
　筆者は，以前，EBM と NBM を統合的に理解しようとする
考え方のバージョンとして，① EBM と NBM は相互に補完的

であり，NBM を加えることによって EBM の体系は完成するという「楽観的な」考え方，② EBM と NBM は異なる2つの世界観であるが，患者と医師の出会いの場において共存しうるという「慎重な」考え方，③ EBM と NBM は異なる2つの世界観であるが，患者と医師の対話の場において，NBM は EBM を包摂／統合するという「大胆な」考え方，の3つがあると考察した。これら3つの考え方は，どの視点から何を目的として EBM と NBM を理解しようとするのか，という関心と相関して取捨選択されることになるだろう。

　これまで筆者は，意識的に「EBM と NBM は患者中心の医療を実践するための車の両輪である」という比喩的表現を採用してきた。最近では，「医療を自転車に喩えると，ハンドルと直結する前輪が EBM であり，ペダルで駆動される後輪が NBM である」と説明している。最近，本邦におけるナラティブ・セラピーの第一人者である小森康永先生から，「イルカとクジラを思い浮かべるといいかもしれない。そう，イルカは EBM でクジラが NBM だ。言うまでもなく，イルカとは体長5メートル以下の歯クジラのこと」というコメントをいただいた（『精神療法』2012.1月号）。この比喩は言い得て妙である。イルカとクジラは形が似ており，ともに海に住む哺乳動物である。イルカは小さいが頭がよく，クジラは大きいものから小さい物まで多様なものを含む。ところでイルカやクジラは，自分達が大海に住んでいるということを自覚しているのだろうか，もしこの広い海のどこかで出会ったとしたら，互いが互いをどう理解するのだろうか，といった楽しい連想を膨らませてくれる。

　本書の内容の大部分は，2006年11月から2007年9月まで，『理学療法』（メディカル・プレス社）に10回にわたっ

て連載した「講座：EBM と NBM の実践」を加筆修正したものである。快く転載を許可いただいた株式会社メデイカル・プレスに深謝する。第 10 章は初版発行時に書き下ろしたものであり，今回の改訂版においては第 9 章を追加した。他の章については，表現を改良したほうがよいと思われる部分を一部訂正し，新しい知見について書き加えた。特に診療ガイドラインの国際的な状況についての記載を加えた。第 3 章のエビデンスの二次情報の利用法については，富山大学総合診療部の北啓一朗准教授から御教示をいただいたことに感謝する。

　初版の編集の労に加えて，今回の改訂版においてもたいへんお世話になった遠見書房社長，山内俊介さんに最大の感謝を捧げたい。

　2015 年 11 月　紅葉が色づき始めた古都の居宅にて

斎藤清二

文　献

はじめに

1) 斎藤清二：はじめての医療面接―コミュニケーション技法とその学び方．医学書院，東京，2000.

2) Charon R: *Narrative Medicine Honoring the Stories of Illness.* Oxford University Press, 2006.（斎藤清二・岸本寛史・宮田靖志・山本和利訳：ナラティブ・メディスン―物語能力が医療を変える．医学書院，東京，2011.）

3) Greenhalgh, T., Hurwitz, B. (Eds.): *Narrative Based Medicine: Dialogue and Discourse in Clinical Practice.* BMJ Books, 1998.（斎藤清二・山本和利・岸本寛史監訳：ナラティブ・ベイスト・メディスン：臨床における物語りと対話．金剛出版，東京，2001.）

4) Greenhalgh, T.: *How to Read a Paper: The Basics of Evidence Based Medicine.* BMJ Publishing Group, 1997.（今西二郎・渡邊聡子訳：EBM が分かる：臨床医学論文の読み方．金芳堂，1999.）

第1章

1) Guyatt GH: Evidence-based medicine. *ACP Journal Club*, 114: A-16, 1991.

2) Sackett DL, Rosenberg WMC, Gray JAM, Haynes RB, Richardson WS: Evidence based medicine: What it is and what it isn't. *BMJ*, 312; 71-72. 1996.

3) Sackett DL, Straus SE, Richardson WS, Rosenberg W, Haynes RB: *Evidence-Based Medicine; How to Practice and Teach EBM, Second Edition.* Churchill Livingstone Pub, 2000.（エルゼビア・サイエンス編：Evidence-Based Medicine ― EBM の実践と教育．エルゼビア・サイエンス，東京，2002.）

4) Greenhalgh T: *How to Read a Paper; The Basics of Evidence Based Medicine.* BMJ Publishing Group, London, 1997.（今西二郎・渡邊聡子訳：EBM が分かる：臨床医学論文の読み方．金芳堂，東

文　献

京，1999.）

5）古川壽亮：エビデンス精神医療：EBP の基礎から臨床まで．医学書院，東京，2000.

6）名郷直樹：続 EBM 実践ワークブック―今，できるかぎりの医療を．南江堂，東京，2002.

7）李啓充：理念なき医療「改革」を憂える―最終回　EBM に基づいたガイドラインの滑稽．週刊医学界新聞，2476，2002 年 3 月 4 日．http://www.igaku-shoin.co.jp/nwsppr/n2002dir/n2476dir/n2476_02.html（2015.10.25 検索）

8）遠藤弘良：「理念なき医療「改革」を憂える―最終回　EBM に基づいたガイドラインの滑稽」に寄せて．週刊医学界新聞，2481，2002 年 4 月 8 日．http://www.igaku-shoin.co.jp/nwsppr/n2002dir/n2481dir/n2481_02.html（2015.10.25 検索）

9）李啓充：「EBM に基づいたガイドラインの滑稽」についての厚生労働省の反論に答えて．週刊医学界新聞，2486，2002 年 5 月 20 日．http://www.igaku-shoin.co.jp/nwsppr/n2002dir/n2486dir/n2486_05.html（2015.10.25 検索）

第 2 章

1）福井次矢・斎藤清二：Evidence Based Medicine と Narrative Based Medicine（対談）．*MEDICAL DIGEST*, 52 (2); 2-21, 2003.

2）斎藤清二：EBM と NBM．医学のあゆみ, 214 (12); 1018-1019, 2005.

3）斎藤清二：Evidence-based approach と Narrative approach. *Modern Physician*, 25 (12); 1487-1491, 2005.

4）Bruner J: *Actual Minds Possible Worlds.* Harvard University Press, Cambridge, 1986.（田中一彦訳：可能性世界の心理．みすず書房，東京，1998, pp.16-73.）

5）McNamee S & Gergen KJ (eds): *Therapy as Social Construction.* Sage.（野口裕二・野村直樹訳：ナラティヴ・セラピー―社会構成主義の実践．金剛出版，東京，1997.（再刊：遠見書房，東京，2014.））

医療におけるナラティブとエビデンス

文　献

6）Greenhalgh T, Hurwitz B (eds): *Narrative Based Medicine*: *Dialogue and Discourse in Clinical Practice*. BMJ Books, London, 1998.（斎藤清二・山本和利・岸本寛史監訳：ナラティブ・ベイスト・メディスン：臨床における物語りと対話．金剛出版，東京，2001.）

7）斉尾武郎・栗原千絵子：EBM ガイドラインのカラクリ―誰でもできる評価の仕方．臨床と薬物治療, 22 (11); 1049-1056, 2003.

8）森實敏夫：診療ガイドライン作成方法における世界の潮流． http://minds.jcqhc.or.jp/n/12/T0011172（2015.10.24 検索）

9）相原守夫：診療ガイドラインのための GRADE システム，第2版．凸版メディア，2015.

第3章

1）Sackett DL, Straus SE, Richardson WS, Rosenberg W, Haynes RB: *Evidence-Based Medicine; How to Practice and Teach EBM, Second Edition*. Churchill Livingstone Pub, 2000.（エルゼビア・サイエンス編：Evidence-Based Medicine ― EBM の実践と教育．エルゼビア・サイエンス，東京，2002.）

2）古川壽亮・神庭重信編：精神科診察診断学―エビデンスからナラティブへ．医学書院，東京，2003, pp.275-285.

3）日本クリニカル・エビデンス編集委員会監修：クリニカルエビデンス issue 9. 日経 BP，東京，2004.

4）Miller SM, et al.: Personal Digital Assistant Infectious Diseases Applications for Health Care Professionals. *Clinical Infectious Diseases*, 36; 1018-1029, 2003

5）東一：EBM の実践　Step 2：情報収集―生涯学習のための勉強法．診断と治療, 94; 197-201, 2006.

6）Greenhalgh T: *How to Read a Paper: The Basics of Evidence Based Medicine*. BMJ Publishing Group, London, 1997.（今西二郎・渡邊聡子訳：EBM が分かる：臨床医学論文の読み方．金芳堂，東京，1999.）

7）Badenoch D, Heneghan C: *Evidence-based Medicine Toolkit*. BMJ

文　献

Publishing Group, 2002.（斉尾武郎監訳：EBM の道具箱．中山書店，2002.）

8）古川壽亮：エビデンス精神医療：EBP の基礎から臨床まで．医学書院，東京，2000.

9）名郷直樹：続 EBM 実践ワークブック―今，できるかぎりの医療を．南江堂，東京，2002.

第 4 章

1）Gray JAM: *The Resourceful Patient*. eRosetta Press, Oxford, 2002. （斉尾武郎監訳：患者は何でも知っている―EBM 時代の医師と患者．中山書店，東京，2004.）

2）福井次矢：EBM―正しい治療が分かる本．法研，東京，2003.

3）斎藤清二：ナラティブ・ベイスト・メディスンとは何か．In：斎藤清二・岸本寛史：ナラティブ・ベイスト・メディスンの実践．金剛出版，東京，2004, pp.13-36.

4）Gould SJ: The median is'nt the message. In: Greenhalgh T, Hurwitz B (eds.): *Narrative Based Medicine: Dialogue and Discourse in Clinical Practice*. BMJ Books, London, 1998. pp.29-33.（斎藤清二・山本和利・岸本寛史監訳：ナラティブ・ベイスト・メディスン：臨床における物語りと対話．金剛出版，東京，2001, pp.31-36.）

5）Sackett DL, Straus SE, Richardson WS, Rosenberg W, Haynes RB: *Evidence-Based Medicine; How to Practice and Teach EBM, Second Edition*. Churchill Livingstone Pub, 2000.（エルゼビア・サイエンス編：Evidence-Based Medicine ― EBM の実践と教育．エルゼビア・サイエンス，東京，2002.）

6）名郷直樹：続 EBM 実践ワークブック―今，できるかぎりの医療を．南江堂，東京，2002.

7）斎藤清二：はじめての医療面接―コミュニケーション技法とその学び方．医学書院，東京，2000.

8）日本クリニカル・エビデンス編集委員会監修：クリニカルエビデンス issue 9. 日経 BP，東京，2005, pp.1133-1159.

9) 前掲書，pp.1080-1091.

10) 福井次矢編：EBM 実践ガイド．医学書院，東京，1999, pp.9-10.

11) 斎藤清二：NBM と EBM の統合的治療の実際—口腔内灼熱症候群の事例．In：斎藤清二・岸本寛史：ナラティブ・ベイスト・メディスンの実践．金剛出版，東京，2004, pp.149-162.

第5章

1) Greenhalgh T, Hurwitz B (eds): *Narrative Based Medicine: Dialogue and Discourse in Clinical Practice*. BMJ Books, London, 1998.（斎藤清二・山本和利・岸本寛史監訳：ナラティブ・ベイスト・メディスン：臨床における物語りと対話．金剛出版，東京，2001.）

2) 斎藤清二・岸本寛史：ナラティブ・ベイスト・メディスンの実践．金剛出版，東京，2004.

3) Gray JAM: *The Resourceful Patient*. eRosetta Press, Oxford, 2002.（斉尾武郎監訳：患者は何でも知っている—EBM 時代の医師と患者．中山書店，東京，2004.）

4) Kleinman A: *The Illness Narratives: Suffering, Healing and the Human Condition*. Basic Books, New York, 1988.（江口重幸・五木田紳・上野豪志訳：病いの語り—慢性の病いをめぐる臨床人類学．誠信書房，東京，1996.）

5) 川喜田二郎：発想法—創造性開発のために．中央公論社，東京，1967.

第6章

1) Greenhalgh T: *What Seems to Be the Trouble: Stories in Illness and Healthcare*. Radcliffe Publishing, Oxford, 2006, pp.65-85.（斎藤清二訳：グリーンハル教授の物語医療学講座．三輪書店，東京，2008）

2) 斎藤清二：はじめての医療面接—コミュニケーション技法とその学び方．医学書院，東京，2000.

文　献

3) 前掲書．pp.33-38.

4) 前掲書．pp.23-31.

5) 前掲書．pp.38-46.

6) 前掲書．pp.47-52.

7) Greenhalgh T, Hurwitz: Why study narrative. In: Greenhalgh T, Hurwitz B (eds): *Narrative Based Medicine: Dialogue and Discourse in Clinical Practice*. BMJ Books, London, 1998.（斎藤清二・山本和利・岸本寛史監訳：ナラティブ・ベイスト・メディスン：臨床における物語りと対話．金剛出版，東京，2001, pp.3-17.）

8) 斎藤清二：はじめての医療面接―コミュニケーション技法とその学び方．医学書院，東京，2000, pp.52-56.

9) 前掲書．pp.56-61.

第7章

1) 斎藤清二：はじめての医療面接―コミュニケーション技法とその学び方．医学書院，東京，2000, pp.19-20.

2) 斎藤清二：医療におけるナラティヴの展望―その理論と実践の関係．In：江口重幸・斎藤清二・野村直樹編：ナラティヴと医療．金剛出版，東京，2006, pp.245-265.

3) Kleinman A: *The Illness Narratives: Suffering, Healing and the Human Condition*. Basic Books, New York, 1988.（江口重幸・五木田紳・上野豪志訳：病いの語り―慢性の病いをめぐる臨床人類学．誠信書房，東京，1996.）

4) 斎藤清二・岸本寛史：ナラティブ・ベイスト・メディスンの実践．金剛出版，東京，2004.

5) Greenhalgh T: *What Seems to Be the Trouble: Stories in Illness and Healthcare*. Radcliffe Publishing, Oxford, 2006, pp.65-85.（斎藤清二訳：グリーンハル教授の物語医療学講座．三輪書店，東京，2008）

6) 野村直樹：ナラティヴとは何か．In：江口重幸・斎藤清二・野村直樹編：ナラティヴと医療．金剛出版，東京，2006, pp.11-30.

7) Launer J: Narative Based Primary Care: *A Practical Guide*. Radcliffe Medical Press, Oxford, 2002.（山本和利監訳：ナラティブ・ベイスト・プライマリケア―実践的ガイド．診断と治療社，東京，2005, pp.23-52.）

8) 斎藤清二：はじめての医療面接―コミュニケーション技法とその学び方．医学書院，東京，2000, pp.38-46.

9) 川喜田二郎：発想法―創造性開発のために．中央公論社，東京，1967.

第8章

1) 斎藤清二：医療におけるナラティヴの展望―その理論と実践の関係．In：江口重幸・斎藤清二・野村直樹編：ナラティヴと医療．金剛出版，東京，2006, pp.245-265.

2) Gergen KJ: *An Invitation to Social Construction*. Sage Publication, London, 1999.（東村知子訳：あなたへの社会構成主義．ナカニシヤ出版，京都，2004.）

3) Kleinman A: *The Illness Narratives: Suffering, Healing and the Human Condition*. Basic Books, New York, 1988.（江口重幸・五木田紳・上野豪志訳：病いの語り―慢性の病いをめぐる臨床人類学．誠信書房，東京，1996.）

4) 斎藤清二：いわゆる「慢性膵炎疑診例」における構造仮説継承型事例研究．In：斎藤清二・岸本寛史：ナラティブ・ベイスト・メディスンの実践．金剛出版，東京，2004, pp.230-249.

5) 和田仁孝：医療事故紛争のナラティヴ．In：江口重幸・斎藤清二・野村直樹編：ナラティヴと医療．金剛出版，東京，2006, pp.93-106.

第9章

1) Taylor RB: *Medical Wisdom and Doctoring: The Art of 21st Century Practice*. Springer, New York, 2010, pp.53-54.

2) 大生定義：プロフェッショナリズム総論．京府医大誌，120；395-402.

文　献

3）斎藤清二：医療プロエッショナリズム教育における物語能力の訓練. In：斎藤清二：関係性の医療学―ナラティブ・ベイスト・メディスン論考. 遠見書房，東京，pp.157-170.

4）Charon R: *Narrative Medicine Honoring the Stories of Illness.* Oxford University Press, 2006.（斎藤清二・岸本寛史・宮田靖志・山本和利訳：ナラティブ・メディスン―物語能力が医療を変える. 医学書院，東京，2011.）

5）平田オリザ：わかりあえないことから―コミュニケーション能力とは何か. 講談社，東京，2012.

6）斎藤清二：医療面接の訓練法. In：斎藤清二：関係性の医療学―ナラティブ・ベイスト・メディスン論考. 遠見書房，東京，pp.133-148.

7）Amiel J, Gowda D, Charon R, et al.: Narrative medicine, In: Feldman MD, Christensen JF (eds): Behavioral Medicine ― A Guide for Clinical Practice, 4th Edition. McGraw-Hill, New York, 2014, pp.501-509.

8）小森康永：ナラティブ・メディスン入門. 遠見書房，東京，2015.

9）小森康永・岸本寛史編：N：ナラティヴとケア，第4号：ナラティブ・オンコロジー―緩和ケア実践のために. 遠見書房，東京，2014.

10）リタ・シャロン, 宮田靖志：病いの物語の尊重と物語能力が日々の診療を変える―ナラティブ・メディスン. 週刊医学界新聞，第3138号（2015年8月24日号）. https://www.igaku-shoin.co.jp/paperDetail.do?id=PA03138_01（2015, 11, 1 検索）

11）上村直子：LPC 国際フォーラム 2015 ―語りから紡ぐ援助の関係性を学ぶ. 教育医療, 41 (8); 2-3, 2015.

第 10 章

1）福井次矢・斎藤清二：Evidence Based Medicine と Narrative Based Medicine（対談）. *MEDICAL DIGEST*, 52 (2); 2-21, 2003.

2）日本クリニカル・エビデンス編集委員会監修：クリニカルエビ

デンス issue 9. 日経 BP，東京，2005, pp.1372-1388.

3）前掲書 , pp.1389-1408.

4）Flick, U: *Qualitative Forschung*. Reinbek bei Hamburg, Rowohlt Taschenbuch Verlag GmbH, 1995.（小田博志・山本則子・春日常・宮地尚子訳：質的研究入門―〈人間科学〉のための方法論. 春秋社，東京，2002.）

5）中村雄二郎：臨床の知とは何か. 岩波書店，東京，1992.

6）*Greenhalgh T: What Seems to Be the Trouble: Stories in Illness and Healthcare*. Radcliffe Publishing, Oxford, 2006, pp.65-85.（斎藤清二訳：グリーンハル教授の物語医療学講座. 三輪書店，東京，2008.）

第 11 章

1）Pompili M, Tatarelli R (Eds) (2011) *Evidence-Based Practice in Suicidology ― A Source Book*. Hogrefe Publishing, MA, USA.

2）Task Force on Promotion and Dissemination of Psychological Procedures: Training in and dissemination of empirically-validated psychological treatments: Reports and recommendations. *Clinical Psychologist*, 48; 3-23, 1995.

3）Chambless DL, Sanderson WC, Shoham V, Bennett Johnson S, Pope KS, Crits-Cristoph P, et al.: An update on empirically validated therapies. *Clinical Psychologist*, 49, 5-18, 1996.

4）Chambless DL, Baker MJ, Baucom DH, Beutler LE, Calhoun KS, Crits-Christoph P, et al.: An update on empirically validated therapies II. *The Clinical Psychologist*, 51; 3-16, 1998.

5）丹野義彦：エビデンス・ベイスト evidence-based practice. In：松原達也・木村周・桐村晋次ほか編：産業カウンセリング辞典. 金子書房，東京，p.35, 2008.

6）Sackett DL, Rosenberg WMC, Gray JAM, Haynes RB, Richardson WS (1996) Evidence based medicine : What it is and what it is'nt. *BMJ*, 312; 71-72.

7）丹野義彦：エビデンス臨床心理学―認知行動理論の最前線. 日

文　献

本評論社，東京，2001.

8）貝谷久宣（2010）監修者序文，エビデンス・ベイスド心理療法シリーズ：刊行にあたって．In：貝谷久宣・久保木富房・丹野義彦監修：社交不安障害（Antony MM, Rowa K (2008) *Social Anxiety Disorder*. Hogrefe & Huber Publishers.）．金剛出版, pp.3-4.

9）American Psychological Association: Evidence-based practice in psychology: APA presidential task force on evidence-based practice. *American Psychologist*, 61, 271-285, 2006.

10）Sackett DL, Straus SE, Richardson WS, Rosenberg W, Haynes RB: Evidence-Based Medicine; How to practice and teach EBM, Second edition. Churchill Livingstone Pub, 2000.（エルゼビア・サイエンス編：Evidence-Based Medicine；EBM の実践と教育．エルゼビア・サイエンス，東京，2002.）

11）Evidence-Based Medicine Working Group (1992) Evidence-based medicine. A new approach to teaching the practice of medicine. JAMA, 268 (17), 2420-5.

12）Charon R (2008) The art of medicine, Narrative evidence based medicine. *Lancet*, 371, 296-297.

13）Meza J, Passerman D: *Integrating Narrative Medicine and Evidence Based Medicine: The Everyday Social Practice of Healing*. Radcliffe, London, 2011.（岩田健太郎訳：ナラティブとエビデンスの間―括弧付きの，立ち現れる，条件次第の，文脈依存的な医療．メディカルサイエンスインターナショナル，東京，2013.）

第 12 章

1）潮見泰蔵編：脳卒中に対する標準的理学療法介入．文光堂，東京，2007.

2）潮見泰蔵：脳卒中理学療法における標準的介入の必要性―脳卒中理学療法の新しいパラダイム．In：潮見泰蔵編：脳卒中に対する標準的理学療法介入．文光堂，東京，2007, pp.2-10.

3）臼田滋：「よくなる」って，どういうこと？―EBM の効果判

定．In：潮見泰蔵編：脳卒中に対する標準的理学療法介入．文
光堂，東京，2007, pp.45-58.

4）今井樹：脳卒中後の運動機能を回復させるには：リハビリテー
ション課題の重要性．In：潮見泰蔵編：脳卒中に対する標準的
理学療法介入．文光堂，東京，2007, pp.33-45.

5）篠原幸人ほか編：脳卒中治療ガイドライン2004．協和企画，
2004.

6）加藤宏之：脳卒中になったら，まず何が行われるの？―脳卒中
の標準治療．In：潮見泰蔵編：脳卒中に対する標準的理学療法
介入．文光堂，東京，2007, pp.11-23.

7）Greenhalgh T, et al.: Story lines of research in diffusion of
innovation: A meta-narrative approach to systematic review. *Soc
Sci Med*, 61; 417-430, 2005.

8）臼田滋：動作分析の結果はこう活かせ！：臨床動作分析の方法．
In：潮見泰蔵編：脳卒中に対する標準的理学療法介入．文光堂，
東京，2007, pp.59-70.

9）齋藤昭彦：痛みはこうして治せ！：痛みに対するアプローチ．
In：潮見泰蔵編：脳卒中に対する標準的理学療法介入．文光堂，
東京，2007, pp.302-318.

10）奥木亜耶：安全に生活するにはどうしたらよいか？：自己管
理能力の獲得．In：潮見泰蔵編：脳卒中に対する標準的理学療
法介入．文光堂，東京，2007, pp.350-360.

11）八並光信：どうしたら満足のいく生活を送れるの？：QOLの
向上．In：潮見泰蔵編：脳卒中に対する標準的理学療法介入．文
光堂，東京，2007, pp.361-371.

索　引

数字・アルファベット

95％信頼限界　55

Affiliation（参入）　130

Attention（配慮）　130

Charon R　126, 127, 129-131, 165

EBM（Evidence-Based Medicine；科学的根拠に基づく医療）　17

　　―ガイドライン派の物語　34

　　―実践の5つのステップ　33

　　―正統派の物語　32

　　―的思考の様式　45

　　―伝統科学派の物語　36

　　―と NBM の統合的理解　139

　　―の実践に NBM を取り込む　140

　　―の目指すもの　18

　　―をめぐる物語　30

EBP（Evidence-Based Practice：科学的根拠に基づく実践）　152

　　―の歴史的変遷　162

　　本邦の臨床心理学における―　156

　　本邦の臨床心理学における―への理解の特徴　159

EBPP（Evidence Based Practice in Psychology：心理学におけるエビデンスに基づく実践）　153, 160

EBPP guideline　160

EBPT（Evidence based Physical Therapy：理学療法におけるエビデンスに基づくアプローチ）　167, 168

EST（Empirically Supported Treatments）　153-161

Gould SJ　62

GRADE（Grading of Recommendations Assessment, Development and Evaluation）　37

Greenhalgh T　76, 149, 173

Guyatt GH　18

Kleinman A　85, 100, 115

Kuhm T　175

Narrative Evidence Based Medicine　165

NBM（Narrative-Based Medicine：物語と対話に基づく医療）　17, 75, 124

　　―の実践に EBM を取り込む　141

　　―の実践プロセス　82

　　―の定義　76

　　―の特徴　78

NBPT　167, 177

NNT（needed numbers to treat）　55

PECO　33, 45, 46, 48, 49, 53, 64

PICO → PECO

p 値　54

RCT →無作為割付試験

Representation（表現）　130

Sackett DL　18, 19, 24, 25, 33, 44, 53, 63, 157, 160, 165, 168, 173

　　― Sackett らの定義　19, 157

索　引

あ行

相容れない物語 121
悪循環の物語 122
一次情報 49
一般的な情報を個別の実践へ適用する 61
医学における人文主義 127
医療
　—における物語と現実 114
　—の不確実性 20, 21
　—プロフェッショナリズム 124
医療者と患者の関係 60, 176
医療面接 66, 86, 87, 97, 99
エビデンス
　—情報の解釈の多様性 64
　—に関わる倫理 42
　—の階層表 27, 34, 37, 38
　—の質の階層 22, 23, 35, 44
　—の質を巡る混乱 22
　—の批判的吟味 22
　—の明示についての倫理 41
得られた情報の患者への適用 59
エンプロッティング 84

か行

解釈学的パラダイム 148
科学的根拠に基づく医療→EBM
科学的根拠に基づく実践→EBP
隠されたカリキュラム 125
課題指向型アプローチ 176, 177
患者中心アプローチ 176
患者の問題の定式化 43
急性腰痛 67, 143
効果研究 145, 146, 148, 149
効果量 57

構成論 114
これまでの実践の評価 70

さ行

参入→Affiliation
自己開示 68
実在論 114
実証的研究
　—によって支持された治療法 153
　—によって有効と認められている治療法 153
実践的医療者の視点 27
質的改善研究 145, 149
質的研究（法）25, 71, 86, 146
質問の技法 101, 102
主観的経験と意味 24
情報提供 66
心理学におけるエビデンスに基づく実践→EBPP
診療ガイドライン 25
　—の定義 36
診療の標準化 171
技法（スキル）と姿勢（スタンス）99
すり合わせ 101, 113, 121
　説明モデルの—と変容 115
　物語の— 85, 113
生活世界 77, 79, 104-106, 109
　—の物語 111
絶対リスク減少 55
説明 67
説明モデル 100, 115
　—のすり合わせと変容 115
相対リスク 55, 56, 65
　—減少 55

195

索　引

た行
調停（メディエーション）123
同行二人 91, 94, 103
　—のプロセス 91

な行
ナラティブ・アプローチの特徴 76, 77
ナラティブ・メディスン 124, 126, 129-133, 135
　—教育法 131
　—実践の三つ組 130
ナラティブ・モードの思考 31
二次情報 49, 53
　—データベース 50
二次資料 26, 50, 144
ネゴシエーション 85, 111
脳卒中治療ガイドライン 172

は行
パートナーシップ 60
配慮→ Attention
パターナリズム 60
パラダイム
　解釈学的— 148
　—論 175
　論理実証的— 148
批判的吟味 22, 23, 32, 33, 35, 36, 39, 40, 43, 44, 49, 50, 52, 53, 75, 140, 142, 154, 169, 170
表現→ Representation
開かれた質問 87-89
文学と医学 126

ま行
無作為割付試験（RCT）24, 28, 35, 42, 53, 54, 57, 70, 144-149, 154, 161, 170-173
無知の姿勢 32, 106, 107, 113, 142
メタアナリシス 24, 28, 53, 57, 161, 170
メディエーション→調停
物語
　EBM ガイドライン派の— 34
　EBM 正統派の— 32
　EBM 伝統科学派の— 36
　EBM をめぐる— 30
　相容れない— 121
　悪循環の— 121
　医療における—と現実 114
　生活世界の— 111
　—的アプローチによる研究 144
　—と対話に基づく医療→ NBM
　—に基づくアプローチ→ NBPT
　—能力 124, 126-128, 131, 135
　—能力の定義 127
　—の共有 94
　—のすり合わせ 85, 113
　—の連続比較としての診断 107
　—面接法 86
　—を利用した研究アプローチ 149
物語医療学→ナラティブ・メディスン
問題についての情報収集 33, 49

や・ら・わ行
病いの物語 87

理学療法　167
　—におけるエビデンスに基づく
　アプローチ→ EBPT
リコメンデーションのレベル　34
量的研究　146-149
臨床疫学
　—者の視点　27
　—的な研究　139
臨床
　—疑問の定式化　45, 47, 48
　—決断の技法　66
　—的疑問の定式化の 4 要素→
　（PECO, PICO）
　—判断を根拠づける　39
論理実証的パラダイム　148
論理—実証モードの思考　31
論理的帰結　67

斎藤清二（さいとう・せいじ）

1975年新潟大学医学部卒業。1979年富山医科薬科大学医学部第3内科助手。1988年医学博士。1993年英国セントメリー病院医科大学へ留学。1996年富山医科薬科大学第3内科助教授，2002年富山大学保健管理センター長・教授。2015年から2020年まで立命館大学特別招聘教授。富山大学名誉教授。

専攻：内科学，心身医学，臨床心理学，医学教育学

主な編著訳書：『はじめての医療面接』（医学書院，2000），『ナラティブ・ベイスト・メディスン』（共監訳，金剛出版，2001），『ナラティブ・ベイスト・メディスンの実践』（共著，金剛出版，2003），『ナラティヴと医療』（共編，金剛出版，2006），『エマージェンス人間科学』（共編著，北大路書房，2007），『グリーンハル教授の物語医療学講座』（訳，三輪書店，2008），『ナラティブ・ベイスト・メディスンの臨床研究』（共監訳，金剛出版，2009），『発達障害大学生支援への挑戦』（共著，金剛出版，2010），『ナラエビ医療学講座』（北大路書房，2011），『ナラティブ・メディスン』（共訳，医学書院，2011），『発達障害のある高校生のための大学進学ガイド』（共著，遠見書房，2012），『インタビューという実践』（新曜社，2014），『ナースのためのナラエビ医療学入門』（日本看護協会出版会，2014），『関係性の医療学』（遠見書房，2014），『ドクターズ・ストーリーズ─医学の知の物語的構造』（共訳，新曜社，2016）『総合臨床心理学原論』（北大路書房，2018），『ナラティブ・メディスンの原理と実践』（北大路書房，2019），『公認心理師の基礎と実践㉑人体の構造と機能及び疾病』（遠見書房，2019）他

※本書1章から8章，10，12章は，2006年11月から2007年9月まで，『理学療法』（メデイカル・プレス社）に10回にわたって連載した「講座：EBMとNBMの実践」を大幅に加筆修正したものである。11章は，本書（初版）のために書き下ろされ，改訂版にあたり，新たに9章が加えられた。

医療におけるナラティブとエビデンス［改訂版］
──対立から調和へ

2012年3月10日　第1版　第1刷
2016年6月20日　第2版　第1刷
2023年3月20日　第2版　第3刷

著　者　斎藤清二
発行人　山内俊介
発行所　遠見書房

〒181-0001
東京都三鷹市井の頭2-28-16
株式会社　遠見書房
tomi@tomishobo.com　http://tomishobo.com
遠見書房の書店　https://tomishobo.stores.jp

印刷　太平印刷社・製本　井上製本所
ISBN978-4-86616-010-8　C3047
©Saito Seiji 2016
Printed in Japan

※心と社会の学術出版　遠見書房の本※

関係性の医療学
ナラティブ・ベイスト・メディスン論考
斎藤清二著

NBM の概念や理論，医療コミュニケーション，医療者・患者関係，医療面接，プロフェッショナリズム教育などについて具体的に論考と実践が描かれた価値ある1冊。3,740円，A5並

フクシマの医療人類学
原発事故・支援のフィールドワーク
辻内琢也・増田和高編著

福島第一原子力発電所の事故によって，避難と転居を余儀なくされた人々。本書は，彼らへの支援とフィールドワークを続ける医師で医療人類学者 辻内琢也らによる記録。2,860円，四六並

ナラティブ・セラピー
社会構成主義の実践
マクナミー＆ガーゲン編／野口裕二・野村直樹訳

新しい心理療法の時代は，家族療法の分野で始まった。待望の声がありながら版が止まっていたものを一部訳文の再検討をし復刊。今なお色あせない，一番新しい心理療法の原典。2,640円，四六並

ナラティブ・メディスン入門
小森 康永著

本書は，シャロンの『ナラティブ・メディスン』をひもとき，精読読解，パラレルチャート，アウトサイダー・ウィットネスなどの方法論を具体例を交えて分かりやすく解説。日本における著者らの刺激的な試みも紹介した。2,750円，四六並

N: ナラティヴとケア

ナラティヴがキーワードの臨床・支援者向け雑誌。第14号：ナラティヴ・セラピーがもたらすものとその眼差し（坂本真佐哉編）年1刊行，1,980円

がんと嘘と秘密
ゲノム医療時代のケア
小森康永・岸本寛史著

本書は，がん医療に深く携わってきた二人の医師による，嘘と秘密を切り口にテキストと臨床を往還しながら，客観性を重視する医科学的なアプローチを補うスリリングな試み。2,420円，四六並

心理支援のための臨床コラボレーション入門
システムズアプローチ，ナラティヴ・セラピー，ブリーフセラピーの基礎
（関内カウンセリングオフィス）田中 究著

家族療法をはじめ諸技法の基礎が身につき，臨床の場でセラピストとクライアントの協働を促進する。心理支援者必読の1冊。3,080円，四六並

「新型うつ」とは何だったのか
新しい抑うつへの心理学アプローチ
（日本大学教授）坂本真士 編著

新型うつは怠惰なのか病いなのか？　この本は，新型うつを臨床心理学と社会心理学を軸に研究をしたチームによる，その原因と治療法，リソースなどを紐解いた1冊。2,200円，四六並

荒野の精神医学
福島原発事故と日本的ナルシシズム
（ほりメンタルクリニック）堀 有伸著

東日本震災後2012年に福島県南相馬市へ移住した精神科医である著者が見たものは，原発事故に打ちのめされる地域と疲弊した人々だった。荒野から新しい知が生まれる。2,860円，四六並

臨床心理学中事典
（九州大学名誉教授）野島一彦監修

650超の項目，260人超の執筆者，3万超の索引項目からなる臨床心理学と学際領域の中項目主義の用語事典。臨床家必携！（編集：森岡正芳・岡村達也・坂井誠・黒木俊秀・津川律子・遠藤利彦・岩壁茂）7,480円，A5上製

価格は税込です